Thomas H. Loew

Langsamer atmen, besser leben

verstehen lernen

Thomas H. Loew

Langsamer atmen, besser leben

Eine Anleitung zur Stressbewältigung

Mit einem Vorwort von Michael Pfeifer

Psychosozial-Verlag

Bibliografische Information der Deutschen Nationalbibliothek
Die Deutsche Nationalbibliothek verzeichnet diese Publikation in der Deutschen Nationalbibliografie; detaillierte bibliografische Daten sind im Internet über http://dnb.d-nb.de abrufbar.

Originalausgabe

E-Mail: info@psychosozial-verlag.de
www.psychosozial-verlag.de

Umschlagabbildung: *Eine Frau atmet frische Luft am Morgen*
© Thinkstock/iStock, Antonio Guillem
Umschlaggestaltung & Innenlayout nach Entwürfen von Hanspeter Ludwig, Wetzlar
Satz: metiTec-Software, me-ti GmbH, Berlin
www.me-ti.de
ISBN 978-3-8379-2789-4 (Print)
ISBN 978-3-8379-7369-3 (E-Book-PDF)

Inhalt

Vorwort

Ohne Atem gibt es kein Leben. Der »Atem« hat in allen Weltkulturen und Glaubensrichtungen eine herausragende Stellung, denn Atem ist gleichzeitig auch die Bewegung des Lebens. »Pneuma« bedeutet im Altgriechischen nicht nur Atem, sondern auch Geist. Diese Dualität Atem–Geist (bzw. –Gott) wird in vielen Religionen betont, im Hinduismus »Atman« oder »Prana«, der Buddhismus spricht von der Lebensenergie »Qi«, im Hebräischen ist es das »Ruach« und »Ruh« im Islam und in der christlichen Religion verbindet sich mit dem Atem Gottes der Geist Gottes. In der ganzen Menschheitsgeschichte wird so die besondere Verbindung von Atmung, Körper und Geist erkennbar.

Zunächst ist die Atmung an sich ein physiologischer Vorgang, der automatisiert abläuft und sich an die Bedürfnisse anpasst. Bei Bewegungen und Belastungen wird sie schneller und tiefer, im Schlaf ruhiger und langsamer. Erst wenn es zu einer Störung kommt, werden wir uns unserer Atmung bewusst. Die Störung der Atmung wird als Atemnot empfunden und ist eines der zentralen Symptome bei vielen akuten und chronischen Erkrankungen. Je nach Schwere wird sie als so bedrohlich und existenziell empfunden, dass dauerhafte Ängste entstehen können. So ist die Atmung auch immer Spiegel des Zustands des Körpers und auch der Psyche. Die physiologischen und pathophysiologischen Zusammenhänge zwischen Körperfunktionen und gestörter Atmung sind in den letzten Jahren zunehmend erkannt worden. Dabei betrifft dies nicht nur Krankheiten der Atmungsorgane.

Aus den Veränderungen der Atmung lässt sich unter anderem die Schwere von Herzerkrankungen erkennen, ebenso wie auch die Atmung und Nierenfunktion eng miteinander verbunden sind. Störungen von Körperfunktionen haben somit direkte Auswirkungen auf die Atemregulation und auf unsere Wahrnehmung der Atmung.

Im umgekehrten Sinne erleben wir als Ärzte im klinischen Alltag aber auch, dass eine bewusste Atmung Einfluss auf andere Körperfunktionen, einschließlich unserer psychischen Situation, haben kann. Genutzt wird dieser Zusammenhang schon lange in der Meditation und bei verschiedenen bekannten Entspannungstechniken. Neu ist jedoch die Erkenntnis, dass wir auch somatische Erkrankungen durch eine bewusste Atemtechnik beeinflussen können. Das ist das Besondere an dem vorliegenden Buch von Herrn Professor Loew – diese Zusammenhänge und auch die Möglichkeiten und Methoden aufzuzeigen, wie Atmung und Atmungstechniken in der somatischen Medizin genutzt werden können.

Prof. Dr. med. Michael Pfeifer, Klinik Donaustauf
Stellvertretender Präsident der Deutschen Gesellschaft
für Pneumologie und Beatmungsmedizin e. V.

Zusammenfassung

Atemübungen – wer kennt sie nicht? Ob zur Selbstberuhigung, als Element von Entspannungsverfahren oder vom Physiotherapeuten gezeigt ... Die ärztliche Meinung lautet seit 70 Jahren: Autogenes Training wirkt, Progressive Muskelrelaxation (PMR) wirkt, Yoga wirkt, Meditation wirkt, Funktionelle Entspannung wirkt – zumindest beruhigend. Aber was heißt das schon? Etwas weniger Stressbelastung? Bei regelmäßiger Anwendung mit Sicherheit, und noch viel mehr. Stress ist langfristig eine der häufigsten Todesursachen in der zivilisierten Welt.

Wechselwirkungen zwischen Seele und Körper sind unumstritten, messbar und kosten im Falle schlechter Angewohnheiten wie übermäßigem Essen, Alkoholkonsum oder Rauchen in der Konsequenz wertvolle Lebensjahre: Bluthochdruck, Herzschwäche, chronische obstruktive Lungenerkrankungen sind die Folge. Bei den psychischen Erkrankungen sind Panikattacken und Phobien eine verbreitete Geißel. Und doch erscheint das Umsetzen dieser noch so einfachen Hilfskonzepte als schwierig.

Dieses Büchlein wurde aufgelegt, weil Medizin mehr ist als das Verschreiben von Medikamenten. Eine wichtige Säule der Behandlung bei diesen häufigen Erkrankungen bzw. auch in der Prävention und der Selbstregulation kann – wie uns die Medizingeschichte, aber auch die aktuelle Wissenschaft zeigt – das *»richtige« Atmen* sein.

Nach einer Erklärung der Neuro- und Atemphysiologischen Grundlagen und der Grundlagen der Entspannungsreaktion folgt ein Ausflug in die Historie einer »einfachen« – physikalischen – Medizin, eingeleitet mit der Frage: »Muss Medizin immer kompliziert sein?«

Im darauffolgenden Teil wird die aktuelle Studienlage in der Zusammenschau referiert und einfache, aber auf ihre Art geniale technische Geräte vorgestellt, die eine Verhaltensänderung im Sinne eines phasenweisen – wir sprechen von ein- bis zweimal pro Tag für zehn Minuten – langsamen oder Entschleunigten Atmens (EA) unterstützen, zum Beispiel mit spezieller Musik, Tönen oder Vibration. International hat sich die Bezeichnung »Slow Paced Breathing« dafür etabliert, die zum ersten Mal vor fast 30 Jahren in der wissenschaftlich anerkannten Literatur Erwähnung fand.

Das sich anschließende Kapitel führt Physiologie, wissenschaftliche Befunde und Klinik zusammen. Es soll dabei klar werden, warum so etwas Simples wie eine nicht rückgekoppelte atemorientierte Entspannungshilfe bei den oben erwähnten häufigen Erkrankungen effektiv sein kann und wo Indikationen empirisch begründet wären.

Daneben erfahren Leserinnen und Leser noch einiges über »Atemtherapie plus« – also Therapieverfahren, in denen das Entschleunigte Atmen praktisch »eingebaut« ist, etwa im Yoga oder im Rahmen des Autogenen Trainings, und auch in der etwas weniger bekannten »Funktionellen Entspannung«.

Aber Vorsicht: EA alleine ist meistens keine ausreichende Therapie bei den besagten Krankheiten, es stellt aber eine kostenfreie, leicht zu erlernende und einfache Methode dar, die bereits als präventive Maßnahme ihre Wirkung entfalten könnte, allemal als Ergänzung zu anderen Behandlungsregimen ihren Einsatz finden kann und in jedem Fall den betroffenen Patientinnen und Patienten ein selbstbestimmtes Handeln ermöglicht (»ich kann etwas tun«). Systematische Selbstbeobachtung (wenigstens phasen- oder zumindest versuchsweise) kann im Einzelfall aufzeigen, ob und wie stark dieser Behandlungsbaustein tatsächlich wirkt.

Zum Abschluss wird gezeigt, in welches Setting das Konzept des Entschleunigten Atmens eingebunden sein könnte oder sollte, und für die wissenschaftlich Interessierten wird erläutert, welche weiteren Studien noch nötig wären. Auch wird diskutiert, welche Entwicklungsmöglichkeiten sich aus dem Ansatz EA ergeben könnten:

- in der Psychosomatik zur Optimierung von Biofeedbackbehandlungen, aber auch
- in der Notfallmedizin,
- in der Geburtshilfe,
- bei der Therapie von Impulskontrollstörungen bei Essstörungen, etwa dem Übergewicht, oder
- bei Substanzmissbrauch.

Im Anhang finden Sie eine Anleitung zur Selbstdokumentation von Beschwerden, wenn Sie wollen, um die eigene Behandlung effektiver werden zu lassen, sollte Ihnen Ihr Arzt so etwas nicht anbieten.

Bedenken Sie jedoch bitte immer: *Alle hier abgehandelten Erkrankungen sind keine Bagatellen – im Endeffekt geht es immer um Ihr Leben.* Sie sollten einen partnerschaftlich denkenden Arzt finden, der mit Ihnen zusammen den richtigen medikamentösen, verhaltensmedizinischen, manchmal psychotherapeutischen und komplementären Behandlungsplan entwickelt und begleitet ...

... und am besten immer dokumentiert!

Einleitung

Kranke Menschen brauchen Trost. Nur Trost? Ruhe ... Ja. Und auch ... Hoffnung! Eine Verbindung mit dem Ganzen – der Welt. »Spirit« – Geist. Verbundenheit. Sinn. In einer der ältesten Kultursprachen der Welt, dem Hebräischen, bedeutet das Wort »trösten«, jemanden zum Aufatmen zu bringen. Schon früh in der Menschheitsgeschichte wurde verstanden, dass das Atmen an sich mehr ist als Luftholen, sich zu be-lüften – ventilieren. Wir nutzen das Fremdwort auch in unserer Sprache und meinen damit: »etwas sorgfältig erwägen, prüfen, durchsprechen«. Eine gängige Redewendung unter Schauspielern besagt, der Unterschied zwischen Kino und Theater sei der, dass im Theater Schauspieler und Publikum *dieselbe* Luft atmen.

Wir können das weiter fassen. Alle Menschen verbindet unsere eine Atmosphäre. Und nicht nur theoretisch kann ein Kohlenstoffmolekül, das heute in Deutschland ausgeatmet wurde, 100 Tage später in China wieder eingeatmet werden oder 100 Jahre oder 100.000 Jahre oder 100 Millionen Jahre – zwischenzeitlich gebunden in einer Luftblase in einem Stück Bernstein oder physikalisch gelöst im Grund- und Quellwasser. Es könnte sogar nach einer Weltraumreise, wenn die Landekapseltür geöffnet wird, wieder Teil unseres Planeten werden.

Schon vor 5.000 Jahren hatten die Menschen in Judäa erkannt, dass hinter dem Ablauf des Atmens mehr steckt. Vor 3.000 Jahren fanden Atemübungen Einzug ins Yoga; schon lange sind sie in Indien Teil eines – heute würde man sagen: »ganzheitlichen« – Gesamtbehandlungsplans. Kontrollierte Studien, die unseren schulmedizinischen Ansprüchen genügen, finden sich seit den 1980er Jahren zum Thema Asthma und Bluthochdruck (Nagarathna & Nagrenda, 1985; Posadzki et al., 2014).

Mit diesem Büchlein möchte ich der Renaissance der einfachen Prinzipien in der Medizin Vorschub leisten. Die Weisheit des Arztes gründet zunächst auf dem Wissen um Verläufe und seiner klinischen Erfahrung, das hat er seinen Patienten meistens zwangsläufig voraus:

- ➢ Zu hören, zu informieren und Vorschläge zu machen, die sich seinem Patienten naturgemäß zunächst verschließen, ist der erste Auftrag.
- ➢ Seinen Patienten für die notwendige Behandlung motivieren zu können, die oft – weil unprätentiös klein – nicht ernst genommene Verhaltensänderung tatsächlich zu integrieren, ist der zweite.
- ➢ Dann im Austausch mit ihm das vorgeschlagene Vorgehen immer wieder zu prüfen, ihn dabei zu unterstützen, auf dem Weg zu bleiben, diesen zu modifizieren oder einen ganz anderen zu gehen, wenn es nicht funktioniert, beschreibt den dritten Auftrag.
- ➢ Der vierte Auftrag besteht darin, die neu gesammelte Erfahrung an andere Patienten weiterzugeben, nicht jedoch ohne vorher kritische Fragen gestellt zu haben: Sind die Effekte reproduzierbar? (Hier ist der unbedingte Platz der Wissenschaft in der Medizin.) Sind die Maßnahmen notwendig und im Vergleich zu den Standardbehandlungen vom Aufwand her, zeitlich, persönlich, wirtschaftlich, zielführend, ausreichend, der Solidargemeinschaft zumutbar? Oder sind sie vielleicht noch optimierbar?
- ➢ Medizin ist auch Teil einer sich rasend schnell entwickelnden technologischen Welt. Der fünfte Auftrag umfasst, immer auf dem Laufenden zu bleiben und die neuesten Erkenntnisse bei der Diagnostik und der Therapieplanung selbstverständlich ebenfalls zu berücksichtigen. Dies ist

auch den bald acht Milliarden Menschen und den vielen intelligenten Köpfen darunter sowie den neuen digitalen Kommunikationsmöglichkeiten geschuldet, denn noch nie haben auf unserem Planeten so viele Wissenschaftler gearbeitet wie im Moment (80% aller Forscher, die jemals gelebt haben, sind aktuell tätig). In Verbindung mit einer deutlich verlängerten Lebenszeit aller Menschen (derzeit im Mittel 70 Jahre – bezogen auf die ganze Welt) stellt dies einen riesigen Schatz an neuen Möglichkeiten dar, den wir in Sachen Diagnostik und Therapie auch nutzen sollten.

Also atmen Sie, liebe Leserin, lieber Leser, noch einmal tief durch und nutzen Sie die folgenden Informationen. Sie könnten sich Ihr Leben damit sicher leichter machen und vielleicht auch verlängern.

Grundlagen

Eine kurze Einführung in die Schulmedizin: Klinische Studien verstehen

Damit auch »Nicht-Wissenschaftler« die folgenden Zusammenfassungen richtig einordnen können, werden zuerst einige wichtige Prinzipien klinischer Studien verständlich erläutert.

Wir unterscheiden grundsätzlich vier verschiedene Qualitätsstufen von Studien. Die augenscheinlich einfachste ist die Beobachtungsstudie: Hier werden Veränderungen, die auf eine Maßnahme zurückgeführt werden, beschrieben. Um Veränderungen zu quantifizieren, können Vorher-Nachher-Messungen oder -Tests, auch psychologische, eingesetzt werden. Davon lassen sich aber keine Verallgemeinerungen ableiten.

Etwas höherwertiger sind Vergleichsstudien, die im besten Fall »kontrolliert« sind. Das heißt, es gibt zum Beispiel eine Gruppe von Patienten, die mit den bisher üblichen Therapiemethoden behandelt wurde, und eine Gruppe, die die neue Methode ausprobiert. Beide Gruppen werden mit den gleichen Vorher-Nachher-Messungen untersucht und miteinander verglichen. Zunächst wird mit statistischen, mathematischen Prozeduren überprüft, ob die Patienten beider Gruppen vergleichbar krank waren, dann in einem zweiten Schritt, ob die Experimental-Gruppe (also die, die die neue Intervention bekommen hat) besser abgeschnitten hat als die »herkömmlich« behandelte Gruppe.

Ein systematischer Fehler (ein »Bias«) könnte dabei die Auswahl der Patienten sein; deshalb werden die Patienten in der hochwertigsten Form von Studien unter Zuhilfenahme sogenannter Ausschlusskriterien (z. B. zu stark erkrankt sein, weitere Krankheiten haben) ausgesucht und erst nach Aufnahme in die Studie zufallsverteilt auf die eine oder andere Gruppe verteilt (»randomisiert«).

Manchmal ist es ethisch vertretbar, die Experimental- oder »Verum«-Gruppe (lateinisch: »Wahrheit«) gegen ein Scheinmedikament oder eine Scheinmaßnahme zu testen (»Placebo«). Dann spricht man von einer placebokontrollierten, randomisierten, prospektiven Studie (engl. kurz RCT: »randomized controlled trial«). Dabei ist es ausreichend, wenn wenigstens zwei dieser RCTs die Wirksamkeit belegen.

Liegen mehrere Untersuchungen für eine Indikation vor, können sogenannte »Metaanalysen« (auch »Übersichten« oder engl. »Reviews«) zusammengestellt und berechnet werden, die zusammenfassende Aussagen über mehrere ähnliche Studien erlauben. Diese Metaanalysen, die systematisch in der nach dem Epidemiologen Archie Cochrane benannten Cochrane-Library erfasst sind, stellen nach Ansicht der etablierten Wissenschaften die höchste Form der »Evidenz«, also der Wahrscheinlichkeit, dar, dass eine Methode in einer bestimmten klinischen Situation in relevanter Form hilfreich sein kann. Diese Ergebnisse können durch systematische Qualitätssicherung überprüft werden, indem beispielweise die Patienten grundsätzlich Vorher-Nachher-Tests durchlaufen oder indem in der Versorgungsforschung solche begleitenden Untersuchungen nicht nur an einzelnen, sondern möglichst an allen vorgenommen werden.

Die Ergebnisse experimenteller RCTs lassen sich natürlich nicht eins zu eins in die Versorgung übertragen, da sich die klinische Realität oft anders darstellt als bei der Auswahl der Studienpatienten oder der Durchführung.

Evidenzbasierte Medizin kann nicht nur volkswirtschaftlich interessant sein, sondern auch helfen, im Einzelfall Entscheidungen zu treffen oder die Motivation des Einzelnen zu unterstützen, das eine zu tun oder das andere zu lassen.

Des Weiteren werden Studien in »einfachblind« und »doppelblind« eingeteilt. Einfachblind bedeutet, dass der Patient nicht weiß, ob er das Verum oder das Placebo erhält, die wirksame oder wahrscheinlich nicht oder weniger wirksame Intervention. Doppelblind bedeutet, dass weder der Patient noch der Therapeut wissen, ob im Einzelfall das wirksame oder neue bzw. die Kontrollbedingung zur Anwendung kommt. Selbstverständlich muss der Patient im Vorfeld über den Ablauf der Studie aufgeklärt worden sein, also auch darüber, ob es einen Einsatz eines Placebos im Studiendesign gibt und ob die Studie blind oder doppelblind durchgeführt wird.

Eine besondere Möglichkeit stellen sogenannte »Cross-Over-Studien« dar. Hier werden randomisiert oder manchmal auch nur kontrolliert verschiedene Therapie-Regime hintereinander getestet. So erhält auch der Patient, der zunächst das Placebo oder die weniger wirksame Behandlung erfahren hatte, im weiteren Verlauf noch die Standardbehandlung oder lernt das neue Verfahren kennen. Es ist nur eine Frage des Zeitpunkts.

Der Begriff »signifikant« bedeutet, dass mittels mathematischer Prozeduren festgestellt werden kann, ob ein Ergebnis eine zufällige Abweichung oder doch wahrscheinlich eine durch die angewandte Maßnahme erzielte Veränderung darstellt.

Ein Beispiel für die Visualisierung von Ergebnissen einer Studie finden Sie z. B. auf Seite 45, Abbildung 6: Funktionelle Entspannung bei Kindern, hier eine prospektive placebokontrollierte, randomisierte klinische Studie.

Grundlagen der funktionellen Neuroanatomie und Atemphysiologie

Vorsicht! Dieser Abschnitt ist leider deutlich komplizierter als der Rest. Sie müssen ihn nicht unbedingt lesen, aber für diejenigen, die verstehen wollen, warum so ein einfaches Prinzip wie das Entschleunigte Atmen so viel bewirken kann, oder für diejenigen, die noch eine Motivationshilfe benötigen, kann das Studieren der folgenden Zeilen einen zusätzlichen Ansporn beinhalten.

Die Atmung ist *die* Schnittstelle zwischen Willkürmotorik und vegetativem Nervensystem; eine Beeinflussung der die Atemmuskulatur steuernden Nervenzellen im sogenannten Vorderhorn kann sowohl über höhere motorische Gehirnrindenstrukturen als auch über »autonome«, bewusstseinsferne, evolutionsgeschichtlich ältere – also »tiefere« Hirnareale –, die vegetativen Steuerungszentren, erfolgen.

Zu den vegetativen Steuerungszentren zählen die Formatio reticularis, das aufsteigende retikuläre Aktivierungssystem, der Hypothalamus, das limbische System, das Cingulum, die Mandelkörper und der Thalamus (Abbildung 1, S. 21).

Die im Hirnstamm gelegene Formatio reticularis (FR) spielt dabei als eine Art somato-vegetative Schaltstelle eine zentrale Rolle. Hier erfolgt die Steuerung der Energiebereitstellung durch das autonome Nervensystem durch Aktivierung des Sympathikus für körperliche Aktivitäten und Aktivierung des Parasympathikus zum Aufbau von Energiereserven. Die FR stellt so etwas wie ein Neuronennetzwerk dar, das sich vom Hirnstamm – der Medulla oblongata – bis zum Mittelhirn erstreckt. Die Neuronen sind zum Teil diffus verteilt, zum Teil zu Kernen verdichtet.

Die FR erhält »Zuleitungen« (Afferenzen)

- aus dem optischen System (sie »sieht«),
- vom Nervus trigeminus (sie »fühlt« im Gesichts- und Mundbereich),
- vom Gleichgewichtssinn und dem akustischen System (sie »hört« und »weiß, wo oben und unten ist«) sowie
- peripher über die sogenannten Hinterstrangbahnen (Körper-Selbst-Wahrnehmung und extrazeptive Sensibilität wie Wärme, Kälte, Druck, Schmerz) – sie verfügt demnach über ein »Körpergefühl« und ein »Gefühl für die Welt«.

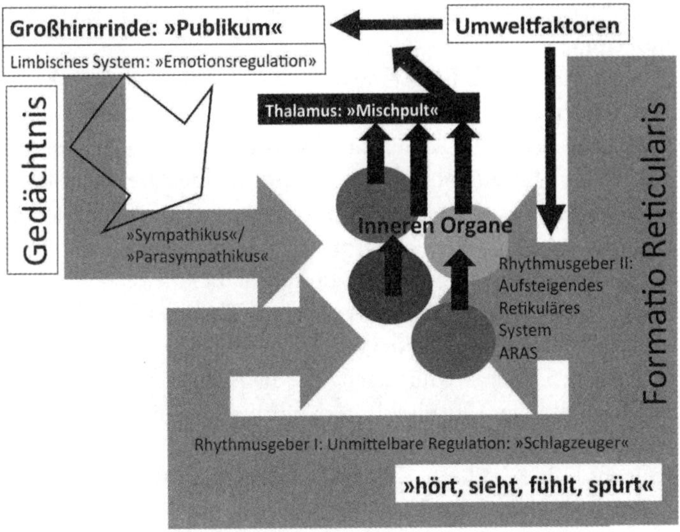

Abbildung 1: Schematische Darstellung der Formatio reticularis

Innerhalb der FR finden wir drei voneinander abgrenzbare Kerngruppen, die für die Steuerungen vegetativer Funktionen verantwortlich sind. Die kaudale – hintere – Gruppe ist um die Kerne der Hirnnerven (HN) IX, X und XII herum gelegen. Hinter diesen römischen Ziffern verbergen sich Nerven, die die vegetativen Einzelfunktionen für Gefäßweite, Herztätigkeit, Inspiration, Exspiration, Blutdruck, Blut-Säure-Base-Spiegel und anderes vermitteln, sowie die Koordination körperlicher (somatischer) Reflexe bei Nahrungstransport (Schlucken, Erbrechen). Die Kerne der HN V, VII und VIII liegen vorne. Hier werden übergeordnete vegetative Funktionen von Atmung und Kreislauf mit der dem Gleichgewichtsorgan (in der Gehörschnecke) und der akustischen Raumorientierung (Atmen ist im Liegen anders als beim Laufen) sowie mit der Nahrungsaufnahme koordiniert (Saugen, Lecken, Kauen). Die im Mittelhirn gelegenen Kerne der HN III und IV steuern die übergeordnete vegetative

Koordination im Zusammenhang mit der optischen Raumorientierung.

Alle autonomen FR-Kerne besitzen die Fähigkeit zur rhythmischen Erregungsbildung und damit zur Spontanaktivität. So senden die Zellen der Atemzentren selbstständig und kontinuierlich Erregungen aus, ohne durch entsprechende Afferenzen dazu veranlasst zu werden. Sie besitzen sozusagen eine Schrittmacherfunktion.

Während diese Schrittmacherfunktion bei niederen Wirbeltieren zu einer rhythmischen Eigenaktivität führt, die der normalen Atmung ähnelt, ist bei den Affen und den Menschen hingegen eine Daueraktivität nachweisbar. Zur Aufrechterhaltung der Atemaktivität sind also weitere Einflüsse nötig, die, wie gerade beschrieben, sowohl aus den anderen vegetativen Kernen als auch aus höheren Hirnregionen kommen. Die »Beatmung« der Zellen läuft also nicht automatisch (»maschinell«) ab, sondern abgestimmt auf die Bedürfnisse, die quasi über die beschriebenen Rezeptoren indirekt »gemessen« werden.

Ein weiteres autonomes Rhythmuszentrum ist das aufsteigende retikuläre Aktivierungssystem (ARAS). Diese zweite rhythmische funktionelle Struktur, auch Hirnschrittmacher genannt, ist ebenfalls ein Teil der FR. Man könnte die FR mit einem Schlagzeuger vergleichen, der verschiedene Trommeln zur Verfügung hat und sich wie in einer Musikkapelle auf die anderen Musiker (sprich: auf die funktionellen Systeme wie Magen, Darm, Lunge, Leber etc.) einstellt und mal einen langsamen und mal einen treibenden Rhythmus vorgibt.

Diese beiden abgrenzbaren Zentren aktivieren unterschiedlich: Die tonische Aktivierung im Mittelhirn reguliert den Hypothalamus und steuert damit längere Rhythmen, wie etwa den Tag-Nacht-Rhythmus. Die phasische Aktivierung setzt sich aus Erregungsschleifen zusammen, die über die Basalganglien und den Thalamus zur kurzzeitigen Aktivierung einzelner Hirnrindenareale führen. Diese Schleifen sind verbunden mit den Schrittmacherneuronen im Mittelhirn und dem Thalamus und ziehen von dort über weitere Verknüpfungen in das Zwischenhirn und wieder zurück in den Thalamus. Erst nach diesen Leitungsschleifen erreichen die unspezifischen Erregungen die sogenannten Pyramidenzellen der Hirnrinde, informieren sozusagen die höheren Zentren über die Rhythmen, die im »Musikkeller« gespielt werden ... Die Rindenzellen bekommen »Ohren«, sie können mitwippen oder sich auch gestört fühlen, wenn die »Kapelle« mal leiser, mal lauter, mal in Sechzehnteln und mal in Vierteln spielt.

Im EEG sehen wir quasi ein Konzert vom Hubschrauber aus. Die Aktivierung wirkt wie ein Oszillator, reguliert eine Art »Vorspannung« in den Pyramidenzellen (um im Bild zu bleiben: Die Kapelle spielt ruhig oder schmissig), womit die »Zündschwelle« reguliert wird, ab der die Pyramidenzellen reagieren. Damit ist die Frequenz dieser phasischen Aktivierung für die Steuerung von Bewusstseinszuständen verantwortlich: Der Radetzky-Marsch steckt alle an.

Die wichtigste Schaltstelle ist der Hypothalamus, der den tonischen Einflüssen aus dem ARAS unterliegt (die Stimmung des Konzerts ist sozusagen abhängig von der Tageszeit) und damit das Steuerungszentrum des vegetativen Nervensystems ist. Hier wird der langfristige Energiestoffwechsel (Nahrungsaufschlüsselung und Energiespeicherung) maßgeblich geregelt.

Das Zusammenwirken von FR, ARAS und Hypothalamus hält die Homöostase aufrecht (Temperatur, Blutdruck, Salzkonzentration im Körper), die Regulation der Wasser- und Nahrungsaufnahme, die Tagesrhythmik, den Schlaf sowie die Steuerung des Sexual- und Fortpflanzungsverhaltens. Ein Missverhältnis in der Regulation des autonomen Nervensystems hat Konsequenzen für die an den Gefäßwänden liegenden arteriellen Druckrezeptoren, die sogenannte Barorezeptorsensitivität (BRS), und die chemorezeptorbedingte Aktivierung, also für den Säure-Basen-Haushalt, die Stickstoff- und Sauerstoffspiegel mit entsprechender Veränderung der Atmung.

Ein bewusstes langsameres Atmen bei gleicher Atemzugtiefe hat also nachweisliche Effekte auf die gerade beschriebene BRS und führt zu einer Blutdruckreduzierung. Die wichtige klinische Frage ist nur: Wie nachhaltig ist das?

Die Frequenz dieser phasischen Aktivierung ist auch über die aktivierten Hirnrindenareale hinaus nachweisbar und ist somit physiologisches Korrelat der Grundaktivität und wirkt bis in das zentrale Nervensystem hinein, wie wir später verstehen werden und auch belegen können.

In Verbindung mit der gerade erwähnten phasischen Aktivierung durch das ARAS wird ein weiteres übergeordnetes Zentrum, der Thalamus, zum »Tor des Bewusstseins«, da zum einen eine Art »Vorspannung« bedingt durch die phasische ARAS-Aktivierung und zum anderen eine Aktivierung der spezifischen Thalamuskerne notwendig sind, damit ein somatosensibler Reiz – zum Beispiel von der Körperoberfläche – zur Hirnrinde weitergegeben wird (in unserem Konzert-Bild wäre der Thalamus das Mischpult).

Haben wir uns bisher vorwiegend mit der »Verdrahtung«, der Leitungslegung dieses Gehirnteils beschäftigt, betrachten wir nun die bereits ohne Mikroskop zu erkennende Anatomie. Damit erschließt sich auch ein wichtiger Weg der Erkenntnis in den Neurowissenschaften: Die alten Neurologen haben Krankheiten oder Funktionsstörungen des Gehirns quasi rückblickend verstanden. Die Patienten waren im Leben spezifisch klinisch auffällig, nach dem Tod konnten dann anhand der Veränderungen im Gehirn die beeinträchtigte Funktionalität mit der anatomische Struktur zusammengebracht werden, wie etwa beim Schlaganfall oder der Alzheimer'schen Erkrankung. In der modernen Medizin geht das mittlerweile mithilfe der Bildgebung durch nuklearmedizinische Methoden, bei denen radioaktiv markierte Stoffwechselprodukte, die mit den Funktionen in Zusammenhang stehen, nachgewiesen werden können, oder auch durch Kernspinuntersuchungen, der sogenannten funktionellen Magnet-Resonanz-Tomografie. Ergänzt werden diese Befunde durch EEG und weitere elektrophysiologische Untersuchungen, die es erlauben, Aussagen über Leitungsbahnen zu machen, wie das Hören, das Sehen, das Fühlen oder den Gleichgewichtssinn.

Doch gehen wir zurück ins Autonome Nervensystem und zu unserem Bild der Musikkapelle. Auf einer weiteren Ebene kommen nun die Gefühle ins Spiel (quasi der »Musikgeschmack«). Unter dem Begriff des limbischen Systems werden funktionelle Strukturen des Gehirns zusammengefasst, die der Verarbeitung von Emotionen und dem Entstehen von Triebverhalten dienen. Es handelt sich um evolutionsgeschichtlich alte Anteile der Großhirnrinde und subkortikale Strukturen, die innerhalb der Großhirn-Hemisphären liegen. Die Strukturen bilden zwei Ringe: um die Basalganglien, die die Feinmotorik und Mimik mitsteuern, und um den Thalamus. Beide sind für das Empfinden von Gefühlen, dem Einfühlen in andere und den Ausdruck von Gefühlen von großer Bedeutung.

Die Hauptbestandteile dieser Ringe sind makroanatomisch: Hippocampus, Fornix, Corpus mamillare, Gyrus cinguli, Corpus amygdaloideum (Mandelkern) sowie die Nuclei anteroventrales des Thalamus, letztendlich alles bereits anatomisch abgrenzbare Nervenzellformationen. Der paarig angelegte Mandelkern scheint der entscheidende Kernkomplex für das Gefühlsleben zu sein, er spielt eine wichtige Rolle bei der emotionalen Bewertung und dem Wiedererkennen von Situationen sowie bei der Analyse möglicher Gefahren.

Der Gyrus cinguli (der auch »Cingulum« – Gürtel – genannt wird) wird funktionell dem limbischen System zugeordnet, da dieser auch bei der Verarbeitung von Emotionen mitwirkt, obwohl es sich nicht um eine Struktur der älteren Hirnrinde handelt. Er zieht sich, wie der Name schon vermuten lässt, gürtelförmig über den »Balken«, der wichtigsten nervalen Verbindung der linken und der rechten Hirnhälfte. Der Gyrus cinguli hat zahlreiche wechselseitige Verschaltungen mit den Mandelkernen, dem sensorischen Thalamus, mit den sogenannten Inselarealen, die für das Einfühlungsvermögen wichtig sind, und dem Teil der Hirnrinde, wo das Erinnern und Lernen angesiedelt sind.

Vergegenwärtigt man sich diese konkreten Zusammenhänge, kann man sich gut vorstellen, dass eine enge Beziehung zwischen der Steuerung der Atmung im Großen und Ganzen und der Steuerung anderer Vitalfunktionen – etwa der Bereitstellung von Energie für den Stoffwechsel, dem Blutdruck, der Gewebeversorgung mit Sauerstoff, aber auch der unmittelbaren willkürlichen Kraftentwicklung, den Wahrnehmungs- und Denkfunktionen, den Empfindungen und Gefühlen – besteht und diese sich zudem auch noch in intensiven Wechselwirkungen zueinander befinden. So ist nun gut und nachvollziehbar zu verstehen, dass ein physiologischer Vorgang wie der des Atmens Veränderungen des Erlebens auf der psychologischen Ebene bedingen kann, also dass das Ausatmen auch als Entlastung oder ent-ängstigende Beruhigung, das darauffolgende Einatmen als Erleichterung oder befreiende Selbstentfaltung erlebt werden kann (Haberger, 2010).

Eine sehr wichtige Studie konnten Critchley et al. (2015) vorlegen, die erstmals das Zusammenspiel zentralnervöser Funktionen, des Hirnstamms, der Atmung und des kardiovaskulären Systems an 20 Freiwilligen untersuchten. Dafür wählten sie als Experimentalbedingung das Zumuten eines gewissen Sauerstoffmangels (von 21% auf 13%), um die neuronalen Kontrollfunktionen des kardiovaskulären Systems, die sich nun infolge der geänderten Bedingungen zeigen ließen, darzustellen. Bei sieben Teilnehmern wurden zudem kontinuierliche Blutdruckmessungen durchgeführt. Ergebnis war, dass EA das Atemzugvolumen erhöhte, der Sauerstoffmangel steigerte die Herzfrequenz und reduzierte die Herzratenvariabilität. Für die Effekte der EA ist eine Region im Gehirn wichtig, die als Pons (»Brücke«) bezeichnet wird. In ihr haben die Hirnnerven, die für das Bewegen der Augen, das Fühlen und die Bewegungen mit dem Kopf zuständig sind, ihren Ursprung sowie das Miktions- und das Brechzentrum. In diesem Hirnabschnitt wird auch das »finale Notprogramm« des Körpers koordiniert (»Balast« abwerfen oder auf eventuellen Hirndruck reagieren). Aus diesem Zentrum heraus werden auch die periaquaeduktale graue Substanz aktiviert, die für die Schmerzunterdrückung eine Bedeutung hat, sowie weitere Strukturen: das Cerebellum, das die vom Bewusstsein unabhängigen Bewegungsmuster steuert, der Hypothalamus, der Thalamus (das Tor zum Bewusstsein) und die Insula, in der die Spiegelneurone und damit die Verarbeitung von menschlicher unmittelbarer Begegnung und die Basis des empathischen Einfühlens liegen (siehe auch Loew, 2017); während der Hypoxie (Mangelversorgung mit Sauerstoff) wurden die mittlere Pons, die Amygdala, die für die emotionale Regulation eine große Bedeutung hat, die vordere Insula und der occipitotemporale Cortex, der bei der Angstverarbeitung wichtig ist (Stark et al., 2007; Wright et al., 2004; Schienle et al., 2006), aktiviert. Wurde in dieser Phase entschleunigt geatmet, zeigte sich eine vermehrte Aktivität im ventralen Striatum, das dem Verstärkungs- und Belohnungssystem zugeordnet wird (Watanabe, 1996); es wirkte indirekt also aktivierend und motivierend, sowie im Frontalhirn, das als zentrale Struktur Aufmerksamkeit und Informationsfluss auf der Ebene des Arbeitsgedächtnisses steuert (d'Esposito et al., 1995) und zielgerichtetes Verhalten erleichtert (Watanabe, 1996). Über alle Bedingungen hinweg korrelierten ein erhöhtes Atemzugvolumen mit einer reduzierten Herzfrequenz und einer Aktivierung im hinteren Hirnstamm und der Pons. Eine Reduktion der Herzrate geht einher mit einer erhöhten Aktivierung der Insula, ebenso mit kurzzeitigen Steigerungen des Atemzugvolumens.

Weiterhin hängt die Aktivität des vorderen oberen Abschnitts des Rückenmarks an der Eintrittsstelle in den Kopf mit dem tatsächlichen Blutdruckaufbau (von Herzschlag zu Herzschlag) und der Herzratenvarabilität zusammen.

Zusammenfassend belegen diese Befunde erstmalig und überzeugend, dass EA nachweisliche Effekte im Hirnstamm bezüglich der kardiovaskulären Steuerung aufweist und eine Aktivierung corticostrialer Regulationsmechanismen bedingt, die einen elementaren Einfluss auf die Steuerung von Bewegungsabläufen, der Motivation, der Emotionen sowie kognitiver Prozesse und damit ganzkörperliche Reaktionen auf allen Ebenen zur Folge haben, die diese Atemregulation begleiten, zumindest unter Hypoxie bei Gesunden und allem Anschein nach auch nachhaltig (Loew, 2017). Abbildung 2 fasst den Befund zusammen.

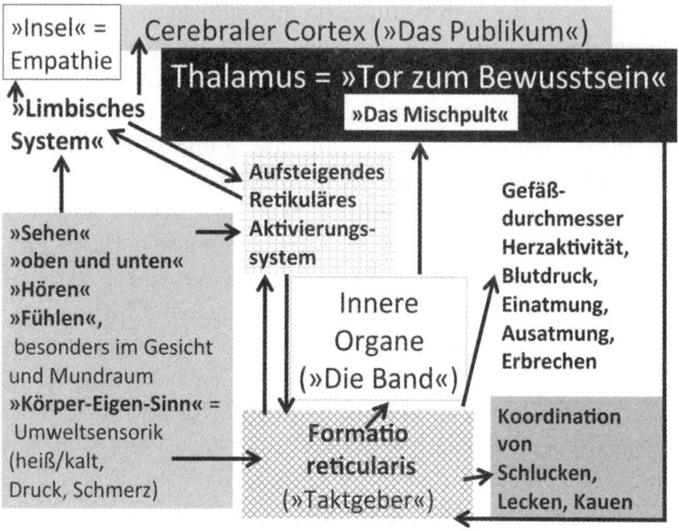

Abbildung 2: Wie wirkt Entschleunigtes Atmen im Gehirn?

Entspannen verstehen als »umgekehrten Stress«

Während über Techniken wie Autogenes Training, Progressive Muskelentspannung, Hypnose oder Biofeedback und deren Effekte viel geschrieben wurde, findet sich über den Ausgangspunkt jeglicher Entspannungstechnik, nämlich der sogenannten »Entspannungsreaktion«, nur wenig in der Literatur. Aufschlüsse über die zentralnervösen Vorgänge der Entspannungsreaktion liefern vor allem bildgebende Verfahren wie die funktionelle Magnetresonanztomographie (siehe auch S. 30). Hier gab es in den vergangenen Jahren eine intensive Forschung zum Verständnis kognitiver Vorgänge, leider bisher aber nur wenig zur Funktionalität der autonomen Regulation der Entspannung.

Die Induktion dieser Entspannungsreaktion ist das eigentliche Ziel jeder Entspannungstechnik. Durch Üben der jeweiligen Intervention wird diese Reaktion dann konditioniert. Damit soll zum einen systematisch eine anhaltende Verminderung der körperlichen und psychischen Konsequenzen von Stressreaktionen im Allgemeinen erreicht werden, zum anderen kann es aber auch gelingen, dass die Interventionen in spezifischen stressbelasteten Situationen die Bewältigung erleichtern.

Was passiert nun aber beim Entspannen? Die peripheren Reaktionen der Entspannung sind bekannt:

- Die Atmung wird gleichmäßig und langsamer,
- die Herzfrequenz sinkt,
- die Hautleitfähigkeit nimmt ab,
- der Muskeltonus ebenfalls,
- auch die Muskeleigenreflexe werden schwächer. Diese Veränderungen gehen im Wesentlichen auf
- eine Verminderung des Sympathikotonus und
- eine Erhöhung des Parasympathikotonus zurück.

Wird Entspannung bewusst gewünscht, so wird zunächst abgewogen, ob die Umstände – etwa eine momentane Bedrohung, Stress, Angst oder Schmerz – die Realisation einer allgemeinen Aufmerksamkeitsfokussierung auf normalerweise unwillkürliche körperliche Vorgänge wie die Atmung oder die Hautdurchblutung erlauben. Wird die Fokussierung auf die Atmung möglich, führt dies auf noch nicht geklärtem Weg zu einer Modulation der phasischen Aktivität des ARAS und damit (siehe auch oben: komplexes Zusammenwirken im Bereich der FR und des Hypothalamus) zur Veränderung der rhythmischen Aktivierung der Großhirnrinde, wiederum messbar in der Veränderung der EEG-Aktivität. Die rhythmische Aktivierung der Großhirnrinde kann direkt beeinflusst werden – durch Denken bzw. Nicht-Denken

(Meditation, Neurofeedback) oder durch somatosensible Reize (Streicheln, Berührung, muskuläre Anspannung).

Über absteigende Bahnen in der FR wird dann der Parasympathikus moduliert, was Auswirkungen insbesondere auf Herzfrequenz, Gefäßweite sowie die Atemfrequenz hat.

Über die aufsteigenden Bahnen (Rückmeldungen aus dem Körper) wird dann wiederum sowohl die tonische als auch die phasische Aktivität des ARAS rückgekoppelt und angepasst. In unserer Konzertmetapher wählen die Musiker die Stücke vor dem Hintergrund des Konzerteindrucks und des Publikums aus, Soli werden gespielt, bei denen die Stimmung auf dem Konzert aufgegriffen wird. Auf diesem Weg werden die psychischen Effekte der Entspannungsreaktion (Veränderung des Denkens und Fühlens) durch die Modulation der »Vorspannung« der Hirnrinde sowie die Entspannung der Skelettmuskulatur erzeugt. Die Regelkreise sind nicht im Einzelnen geklärt, jedoch sind die Effekte an den Endorganen hinreichend beschrieben.

Auch die Effekte der Konditionierung durch wiederholtes Üben sind prinzipiell klar, es kommt zu einer Vermehrung von Synapsen an den entsprechenden Neuronen. Wie dies im Einzelnen geschieht, insbesondere in welchen Regionen es durch die Konditionierung zur Zunahme von Synapsen kommt, wissen wir noch nicht. Die Funktion der neurophysiologischen, zerebralen Regelkreise wird überdies durch die unterschiedlichen Konzentrationen der Neurotransmitter und die Modulation der Empfindlichkeit ihrer Rezeptoren bestimmt. Da bei der Steuerung der Entspannungsreaktion zahlreiche Hirnstrukturen beteiligt sind, ist es unwahrscheinlich, dass Studien – z. B. fMRT-Studien – eine lokalisierte Volumenzunahme nachweisen können, wie dies bei kognitiven Konditionierungsprozessen gut belegt ist. Dennoch ist die Tatsache, dass regelmäßige Entspannung zu einer Konditionierung der Entspannungsreaktion führt, ein sicherer, wenn auch indirekter Nachweis von Neuroplastizität.

Doch wie sieht der unmittelbare Einfluss durch die Veränderung der Atmungsfunktion aus? Grundsätzlich erfolgt bei langsamer Atmung (Sharma et al., 2011) eine Adaptation von Dehnungsrezeptoren und eine Steigerung der Barorezeptorsensibilität (siehe auch S. 23). Der parasympathische Tonus wird erhöht, der sympathische vermindert. Die Herzfrequenz wird aber dabei nicht reduziert, wahrscheinlich werden eher vaskuläre Veränderungen induziert als kardiale. Eine Überaktivität des Sympathikus hat auch einen Einfluss auf die Nierenfunktion, verringerte renale Durchblutung führt über eine Aktivierung des Renin-Angiotensin-Aldosteron-Systems zur Hypertonie, denn die Niere soll ja besser durchblutet werden, und das geht dann über die Drucksteigerung. Parallel dazu verringert sich die Empfindlichkeit der Druckfühler in den arteriellen Halsgefäßen (Barorezeptorsensibilität), sonst könnte der Blutdruck gar nicht hochreguliert werden.

Letztere sind für die kurzzeitige Blutdruckregulation verantwortlich. Diese wird zusätzlich durch Regelimpulse der Volumenrezeptoren im Brustkorb beeinflusst, also wiederum durch die Atmung, und passt sich bei Hypertonie an den neuen höheren Blutdruck-Basiswert an. Man kann sich den Mechanismus folgendermaßen vorstellen: Eine Einatmung wirkt wie eine Druckpumpe auf den Raum unter dem Zwerchfell und erhöht damit den venösen Rückstrom und in der Folge das Schlagvolumen des Herzens, der Blutdruck steigt.

Die atembedingten Herzrhythmusschwankungen werden bekanntermaßen über das parasympathische Nervensystem vermittelt. Es gibt einen klaren Zusammenhang zwischen der Atemfrequenz und diesen Veränderungen.

Dem Bezug zur Blutdruckregulation kamen Sin et al. (2010a) etwas näher. Indem sie den Atemzyklus bei 16 Probanden schrittweise verlängerten, fanden sie heraus, dass das Zeitintervall zwischen dem längsten Herzschlag-Intervall und dem Beginn der Ausatmung immer etwa 3 Sekunden betrug, unabhängig von der eigentlichen Atemfrequenz; das kürzeste Intervall zwischen den Herzschlägen jedoch verschob sich bei einer Zunahme der Atemfrequenz vom Beginn der Ausatmung in die Mitte der

Einatmung. Während des EA wird der Herzschlag nach der Einatmung schneller. Das Zeitintervall zwischen dem Beginn der Einatmung und dem niedrigsten systolischen Blutdruckwert auf der einen und dem Beginn der Ausatmung und dem höchsten systolischen Blutdruckwert auf der anderen Seite bleibt, unabhängig von der Atemfrequenz, in etwa gleich bei ca. 1,1 Sekunden, wobei es jedoch keinen Zusammenhang zwischen dem niedrigsten Blutdruckwert und dem kürzesten Herzschlagsabstand gab. Während des EA ließen sich spezifische atemabhängige Sinusarrhythmien beobachten, die darauf hinzuweisen scheinen, dass der zeitweise, dem EA geschuldete parasympathische Einfluss auf die Herzaktion unabhängig vom grundsätzlichen Sympathikotonus ist, der natürlich auch seinen Widerhall in der Herzfrequenz findet.

Dies könnte im Umkehrschluss heißen: Wie angespannt ich auch bin und sei es aufgrund einer körperlichen oder seelischen Belastung – EA wirkt sich entlastend auf die Herzleistung und den Blutdruck aus.

Drummond (2012) interessierte die oberflächliche Stirndurchblutung und deren Veränderung durch Modifizierungen der Atemrhythmen. Dazu untersuchte er sieben Patienten mit einer einseitigen Lähmung des Fazialisnervs, der für die Steuerung der Gefäßweite verantwortlich sein soll. Aktiviert wurde der Nerv durch ein Tränenflussexperiment während EA. Der Blutdurchfluss nahm nur auf der gesunden Seite während der Irritation zu, jedoch intensivierten sich die langsamen Gefäßpulsationen auf beiden Seiten, die auf die EA im Sinne einer kardiovaskulären autonomen Regulation zurückgeführt werden könnten.

Zhang et al. (2017) brachten neue Erkenntnisse hinsichtlich der Koppelung der neuronalen Herz- und Lungenaktivität, Blutdruckregulation und Puls-Transit-Zeit während einer gestuften Verlängerung des Atemrhythmus (14, 12,5, 11, 9,5, 8 und 7 Atemzüge pro Minute, jeweils für 3 Minuten, 48 gesunde Probanden). Sie konnten zeigen, dass sich die neuronale Herz-Lungen-Aktivitätskoppelung nicht linear im Zuge der Verlangsamung der Atmung verbessert, jedoch der Blutdruck signifikant abnimmt und die Puls-Transit-Zeit verlängert. Diese Befunde passen auch gut zu den fMRT-Befunden, die bereits referiert wurden (siehe S. 30).

Nachdem wir uns jetzt mit den biochemischen und physikalischen »Basics« beschäftigt und uns in das hineingedacht haben, was unser biochemisches inneres Gleichgewicht aufrechterhält – unsere Homöostase bzw. die Zusammenhänge zwischen Stimmung, Spannung und Säurespiegel im Blut –, beschäftigen wir uns im Folgenden mit der Medizin im engeren Sinn, und zwar aus ganz speziellen Blickwinkeln: Wir betrachten zum einen häufige Krankheiten wie Lungenerkrankungen, Bluthochdruck oder Angst, zum anderen die einfachen – nicht medikamentösen oder aufwändigeren psychotherapeutischen – Behandlungsstrategien, die leider oft zu kurz kommen.

Medizinische Indikationen

Muss Medizin immer kompliziert sein?

Einfach ausgedrückt bedeutet Krankheit: Es gibt eine Abweichung von Gesundheit. Um damit umgehen zu können, sind drei Punkte wichtig:

1. Patient (und Behandler) müssen eine möglichst objektive Information darüber haben, wie sehr der Befund vom Normalen abweicht, es muss idealerweise also einen Messwert geben, der über die Zeit beobachtet werden kann. Manchmal steht der Messwert nicht in einem direkten, unmittelbaren Zusammenhang mit der zugrundeliegenden Erkrankung, sondern in einem indirekten, ist aber einfach zu erfassen oder von solchen äußeren Faktoren abhängig, die auch mit der Krankheit zu tun haben. Dieser Wert sollte dann auch dokumentiert werden.
2. Es sollte eine einfache Intervention geben, mittels derer die Krankheit am besten durch den Patienten selbst beeinflusst werden kann, möglichst ohne Nebenwirkungen.
3. Es sollte klar sein, welche Faktoren das Entstehen dieser Krankheit begünstigen, damit sie nach Möglichkeit vorbeugend aus dem Weg geräumt werden können.

Ein Beispiel für Punkt 2, das jeder kennt, ist die älteste und wichtigste medizinische Maßnahme: die Bettruhe. Der Messwert, den wir im Blick haben (also unser sogenannter »Surrogatparameter«), wäre die Körpertemperatur, die mit einem einfachen

Fieberthermometer gemessen oder durch den Vergleich mit der eigenen Temperatur geschätzt werden kann.

Warum wirkt Bettruhe? Weil so, durch Nicht-Bewegen, Nicht-Aufstehen, Nicht-Laufen, Energie gespart wird, die dem Körper, also letztlich den zellulären Reparationsprozessen, zur Verfügung stehen kann. Machen wir uns Folgendes bewusst: Der größte Anteil der Energie, die wir uns durch Nahrungsaufnahme oder den Abbau von gespeicherter Energie (z. B. Zucker aus dem Leberspeicher, Fett- oder Eiweißabbau) zur Verfügung stellen, fließt in den Erhalt der Körpertemperatur. 2000 kcal wäre die Energiemenge, die nötig wäre, um 2000 Liter Wasser um 1 Grad Celsius (das wäre die physikalische Definition) oder um 200 kg um 10 Grad, 100 kg um 20 Grad oder 70 kg um 26 Grad zu erwärmen. Bei einer Außentemperatur von 12 Grad Celsius wären wir dann bei 37 Grad Celsius Körpertemperatur angekommen.

Wickeln wir uns in eine Decke, wird Körperwärme gespeichert, es muss folglich weniger Energie in die Erwärmung zum Beispiel durch Muskelzittern fließen. Schüttelfrost ist also nichts anderes als eine Schnell-Erwärmung des Körpers, die vielen »inneren Feinden« wie Bakterien und deren Folgen entgegenwirkt. Aber ab 40 Grad Celsius fangen wir an, uns quasi selbst zu »verkochen«.

Liegen hat den Effekt, dass das Herz nicht mehr 100 ml pro Herzschlag 10 cm in der Vena cava nach oben gegen die Schwerkraft pumpen muss, also ca. 100 g, sondern das Blut muss nur noch quasi in der Horizontalen verschoben werden. Damit wird das Herz entlastet. Peanuts? Mitnichten! 60 Herzschläge ergäben dann schon 6 kg, die nicht angehoben werden müssen, in 60 Minuten wären das 360 kg, in 16 Stunden ca. 5 Tonnen! In einer Woche kommen wir auf 35 Tonnen, ein fast voll beladener LKW, der 10 cm hochgehoben würde.

Manchmal werden zur Therapieoptimierung einfache technische Geräte eingesetzt, etwa zur Blutdruck- oder Blutzuckerselbstmessung. Ein sogenanntes »Peak-Flow-Meter« misst den Spitzenfluss der Atemluft bei forcierter Ausatmung. Für Asthmapatienten (siehe auch S. 40) oder solche mit chronisch obstruktiver Lungenerkrankung (COPD) ist dies eine Möglichkeit, ihre aktuelle Lungenfunktion mittels eines Surrogatwertes, hier dem Atemspitzenfluss, zu objektivieren. Sinnvollerweise werden diese Befunde dann auch von den Patienten dokumentiert, damit sie, die Patienten, ein Gefühl für diese »Befunde« entwickeln und die jeweiligen Veränderungen, ob selbst eingeleitet oder einfach geschehen, einordnen können (Gerald et al., 2006). Grundsätzlich ist auch die Dokumentation von Werten oder definierten Befindlichkeiten zu bestimmten Zeiten eine einfache und gute Möglichkeit, Verläufe im Blick zu haben und entsprechend zu intervenieren, zum Beispiel durch Medikamentenanpassung (Newman et al., 2004). Neben dem im Anhang vorgestellten Faltblatt finden Sie hier einen Symptomkalender als Download, mit denen Beschwerden gut dokumentiert werden können: www.gewiss-ev.de (RAT – Regensburger Aktivitäts-Tagebuch). Erkrankungen, bei denen dies eine Rolle spielen kann, sind zum Beispiel Übergewicht (Dokumentation mittels einer einfachen Waage; Braam et al., 1998), Bluthochdruck (Parati et al., 2008), Asthma bronchiale (Boulet et al., 1995), COPD (Apps et al., 2013) oder Diabetes (Klonoff et al., 2011).

Kommen wir wieder zur Atmung: Hier gibt es zwei etablierte Behandlungsansätze, die Patienten regelmäßig empfohlen werden bzw. zur Anwendung kommen:

Bei der *Lippenbremse* werden die Lippen während der Ausatmung zum Kussmund geformt. Damit steigt der Luftwiderstand im Mundraum, der Atemfluss wird reduziert; in der Folge steigt der Druck in der Lunge leicht an. Dies nutzt bei COPD (Borge et al., 2014), bei der die Anzahl der Lungenbläschen und damit auch die Gasaustauschfläche in der Lunge reduziert ist. Bei der Ausatmung besteht zusätzlich die Gefahr, dass die nun größeren Bläschen kollabieren. Dem wirkt der durch die Lippenbremse erhöhte Druck entgegen. Auch Asthmapatienten können von dieser Technik profitieren, der erhöhte Druck hält hier die kleinen Atemwege auf, die Lungenbläschen werden von der Frischluft erreicht, der Gasaustausch wird erleichtert (Nield et al., 2007).

Eine andere einfache Möglichkeit ist die *Tütenrückatmung* bei Hyperventilation (Jones et al., 2013). Bei der Hyperventilation atmen Menschen in emotional belastenden Situationen unbewusst schneller und tiefer, manchmal verbunden mit der (bewussten) Wahrnehmung, nicht genügend Luft zu bekommen. Dadurch sinkt der Kohlendioxidpartialdruck im Blut, das Blut »übersäuert«. Dies kann in Regionen mit einer hohen Nervenendigungsdichte – zum Beispiel im Bereich des Mundes oder der Finger – zu einem Gefühl der Pelzigkeit bis hin zu typischen Krämpfen der Muskulatur (sogenannte »Pfötchenstellung«) führen (Abbildung 3). Wird nun für die Ausatmung der »Totraum« erhöht, etwa durch Rückatmung in eine Tüte, steigt im Laufe von zwei Minuten (keine Angst, für diese Zeit ist genügend Sauerstoff im Blut und in den Zellen vorhanden) der Kohlendioxidspiegel in der Atemluft und damit im Blut, da ausgeatmetes Kohlendioxid erneut eingeatmet wird.

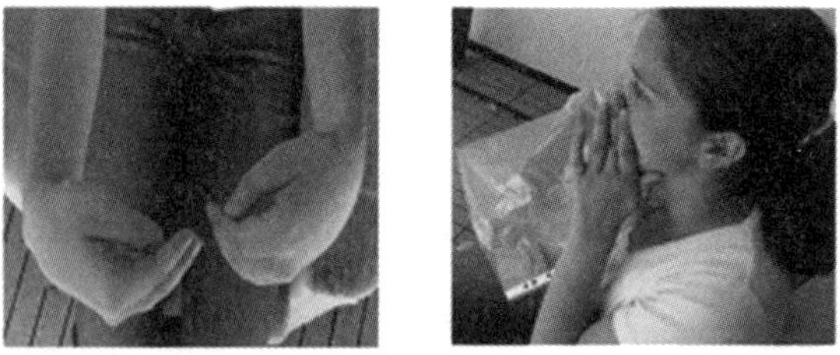

Abbildung 3: Pfötchenstellung, Tütenrückatmung

Ein physikalisches Prinzip kommt letztlich auch beim sogenannten »Atemtakter« zur Anwendung, seit 2009 wird er praktisch als »Spürhilfe« eingesetzt (Abbildung 4, S. 39).

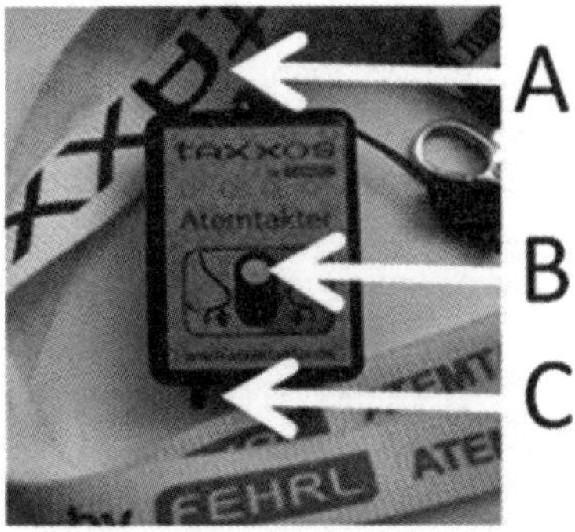

Abbildung 4: Der Atemtakter. Man kann den Atemtakter aufgrund seiner Größe in der Hand halten, in die Hosentasche stecken, sich um den Hals hängen (Ansteckmöglichkeit [A] für Halsumhängeband) usw. Der TAXXOS®-Atemtakter wird durch langes Drücken des Knopfes (C) ein- und ausgeschaltet. Man erkennt dies an dem orangefarbenen Licht (B), das dauerhaft leuchtet, wenn das Gerät eingeschaltet ist, bzw. nicht leuchtet, wenn es ausgeschaltet ist. Wenn der Anwender den Atemtakter auf Standby-Modus stellen möchte, drückt er den Knopf nur kurz, das orangefarbene Licht blinkt. Sobald das Licht durchgehend leuchtet, kann man mit dem Atemtraining beginnen, indem man ausatmet, solange das Gerät vibriert, und einatmet, solange es nicht vibriert.

Indikationen in der Inneren Medizin

Naheliegend sind bei einer Therapieform, die auf den Atem fokussiert, Indikationen wie Asthma bronchiale oder COPD, für die die Datenlage auch sehr gut ist. In bisher nur einer qualitativ hochwertigen Studie ist die Indikation pulmonale arterielle Hypertonie untersucht, bei der die Analyse von relevanten Blutplasma-Parametern neben den klinisch berichteten Veränderungen dafür spricht, auf die Möglichkeit des EA hinzuweisen. Ähnlich verhält sich die Situation hinsichtlich der chronischen Herzinsuffizienz; in diesem Zusammenhang konnte auch an narkotisierten Patienten gezeigt werden, das die EA primär kein Zugang über die bewusste Wahrnehmung, sprich Psychologie ist, sondern tatsächlich über die Frequenz funktioniert. Über klinische Notwendigkeiten hinaus konnte auch – gleichsam in Form einer Mikroanalyse – echokardiografisch gezeigt werden, dass es während des EA zu einer Art Mini-Entlastung des Herzmuskels kommt: Diese Erkenntnis mag im Notfall nützen, zum Beispiel wenn ein Herzinfarkt droht, oder bei besonderen Belastungen, etwa im Zuge von akuten Infektionserkrankungen oder im Leistungssport; es zeigen sich aber auch im Bereich der kleinsten Gefäße, wie in der Haut, Verbesserungen der Oxygenierung, die weniger dem Gasaustausch in der Lunge zugeschrieben, sondern eher einer Veränderung der Strömungsverhältnisse in den Gefäßen selbst zugeordnet werden könnten (Hamri & Pommer, 2018).

In welchen Situationen neben der auf Seite 38 erwähnten Hyperventilationstetanie könnte die Selbstbeeinflussung der Atmung hilfreich sein? Und *wie* und *wie lange* sollte geatmet werden? Es folgt eine Übersicht über die relevanten Behandlungsindikationen für einen mindestens komplementärmedizinischen Einsatz.

Lungenheilkunde

Wie bereits erwähnt, liegt die Behandlung der häufigsten Atemwegserkrankungen wie *Asthma bronchiale* oder *COPD* nahe.

Asthma bronchiale

Betroffen sind 10% der Kinder und 5% der Erwachsenen. Die häufigste Ursache sind Allergien, aber nicht nur – eine Sonderform ist ein Asthma, das sich bei körperlicher Anstrengung entwickelt, und manchmal kann trockene Luft oder eine hohe Ozonkonzentration der Ausgangspunkt sein. Die Krankheit ist gekennzeichnet durch das Zusammentreffen einer muskulären Verkrampfung insbesondere der kleinen Atemwege, einer Verminderung der an sich für die Reinigung der Bronchien notwendigen Schleimproduktion (der Schleim wird zäher) und einer Verstopfung der kleinen Atemwege durch den Schleim *und* eine örtliche Entzündung. Die Symptome können sich auch wieder ganz zurückbilden. Stress wirkt sich auf alle drei Komponenten ungünstig aus.

Bruton und Thomas (2011) arbeiteten in einer Zusammenstellung von kontrollierten Studien heraus, dass Atemtrainingsprogramme für Asthmapatienten den Atemwegswiderstand senken können, die zusammenfassend üblicherweise auf langsame Atemzüge zielen, mit der Empfehlung, regelmäßig durch die Nase und mittels Bauchatmung zu atmen, und die zu Hause in symptomatischen Situationen selbstständig angewandt werden können.

Bauchatmung

Das Einatmen erfolgt bei der Bauchatmung durch das Zusammenziehen (Kontraktion) des Zwerchfells, wodurch der Unterdruck im Pleuraspalt, also dem Raum zwischen dem Häutchen, das die Lunge außen ummantelt, und der Innenseite des Brustkorbs, das ebenfalls mit einer Schleimhaut ausgekleidet ist, verstärkt wird. Diesem Unterdruck geschuldet, dehnt sich die Lunge aus und dadurch wird Luft angesaugt. Das Ausatmen erfolgt bei dieser Atemtechnik durch das Entspannen des Zwerchfells, wodurch sich die Lunge aufgrund der Eigenelastizität zusammenzieht und die Luft »auspresst«. Bewusst kann die Ausatmung durch die Anspannung der Bauchmuskeln unterstützt werden. Es ist die gesündeste Form der Atmung, denn da nur ein geringer Anteil der Atemmuskulatur aktiv ist, wird weniger Energie verbraucht als bei der Brustatmung, und somit ist die Bauchatmung auch die entspannendere Atmung.

Wissenschaftlich gut belegt, hat die verlangsamte Bauchatmung bei Asthmapatienten einen günstigen Effekt auf die subjektiven Symptome, die Lebensqualität und den psychologischen Zustand. Die Atemtechniken könnten durchaus geeignet sein, Notfallsituationen, bei denen eine medikamentöse Behandlung notwendig wäre, weniger wahrscheinlich werden zu lassen.

COPD
(chronic obstructive pulmonary disease; chronisch obstruktive Lungenerkrankung)
Ausgangspunkt ist eine Entzündung, die zum Ein- und Verschmelzen der Lungenbläschen führt und mit einer Verringerung der Gasaustauschfläche verbunden ist. Die nun größeren Lungenblasen können leichter verlegt werden, wie bei einem Ventil; die Lunge wird überbläht. Ein Spielen mit dem Atemdruck durch verlängerte Ausatmung kann eine Entlastung und Verbesserung des Gasaustausches mit sich bringen.

Raupach et al. (2008) beschäftigten sich mit hypoxischen (unter Sauerstoffmangel leidenden) COPD-Patienten. Ein klinisches Problem dabei ist infolge der reduzierten Sauerstoffsättigung eine Steigerung der neurohumoralen Aktivität im Sinne einer Stressbelastung. Die Wissenschaftler haben geprüft, ob durch eine Verlangsamung der Atmung nun besser mit Sauerstoff versorgte Patienten eine durch die Reduktion des Sympathikotonus erzielte Beruhigung und Steigerung der Barorezeptorsensivität (BRS) erfahren (mehr zur Methode auf S. 23). Dazu wurden 15 COPD-Patienten mit 15 Gesunden verglichen. Anfänglich war die nervale Sympathikusaktivität bei den COPD-Patienten erhöht und die BRS erniedrigt. Eine Reduktion der Atemfrequenz auf sechs Atemzüge pro Minute bremste die sympathikotone Aktivität also signifikant, nicht jedoch in den Kontrollen. In beiden Gruppen erhöhte die Reduktion der Atemfrequenz die BRS signifikant. Die Autoren schlussfolgerten, dass bei COPD-Patienten eine

Unausgewogenheit der sympathischen und parasympathischen Aktivität vorliege, die jedoch durch eine Verringerung der Atemfrequenz beeinflusst werden könne.

Weiterentwicklung: Funktionelle Entspannung

»Atemtherapie« ist keine medizinische Methode im engeren Sinn. Der Begriff wird von mindestens zwei Berufsgruppen verwendet und bedeutet dabei jeweils etwas anderes. In der Physiotherapie werden damit ganz pragmatisch Übungen bezeichnet, die der Bronchialtoilette und der unmittelbaren Lungenfunktion dienen, es geht also um eine physikalische Atemtherapie. Daneben gibt es aber auch noch eine eigene Gruppe von Atemtherapeuten oder Atemlehrern, die eher dem Feld der Psychotherapie zuzurechnen sind, die die Atemfunktion als Schnittstelle zwischen vegetativem Vorgängen auf der einen und bewusstem, willentlichen Leben auf der anderen Seite verstehen, mit allen philosophischen Aspekten, die sich aus der Atemrhythmik ableiten lassen.

Eine Form davon, die empirisch sehr gut erforscht ist und deshalb hier auch nicht nur exemplarisch herangezogen wird, ist die *Funktionelle Entspannung* nach Marianne Fuchs, von ihr selbst anfänglich auch »atemrhythmisierende Entspannungstherapie« genannt. Bei dieser Methode werden kleine, willkürliche Bewegungen benutzt, um die Aufmerksamkeit auf körperliche Empfindungen zu lenken – also quasi als Spürhilfe –, dabei wird die Atmung im Nebenschluss (Abbildung 5, S. 44) entschleunigt, ohne dass *bewusst* auf die Atemfunktion geachtet wurde; ganz anders als bei der später beschriebenen Atem-Achtsamkeits-Meditation, aber am Ende jedoch mit einem ähnlichen, klinischen Effekt.

In mehreren Studien konnte die Wirksamkeit von nur minutenlangen Interventionen für Patienten mit reversiblen Verkrampfungen der »kleinen« Atemwege belegt werden. Die

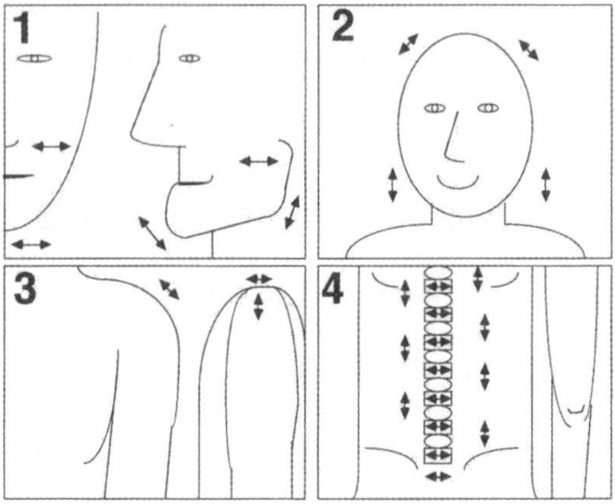

Abbildung 5: Funktionelle Entspannung, kleine Bewegungen (schematisch)

Funktionelle Entspannung wird als komplementäre Methode zum Beispiel bei Asthma bronchiale angewandt (Abbildung 6, S. 45). Um verständlicher werden zu lassen, was mit dieser Methode erreicht werden kann, werden im Folgenden einige wichtige Studien ausführlich beschrieben.

Loew et al. (1996) behandelten konsekutiv aufgenommene Patienten mit reversiblen obstruktiven Erkrankungen der Atemwege sowie unterschiedlichen Grunderkrankungen, die wegen einer diagnostischen Routineabklärung vorsprachen und sich einem Lungenfunktionstest unterzogen, bei dem Vitalkapazität, forcierte Vitalkapazität, intrathorakales Gasvolumen und Atemwegswiderstand wiederholt gemessen wurden. Bei pathologischem Atemwegswiderstand erhielten die Patienten einen Bronchospasmolyse-Test, bei dem jeweils eine Gesamtdosis von 0,5 mg Terbutalin verabreicht wurde. Nach 5 Minuten wurden die Lungenfunktionstests erneut durchgeführt. Bei diesen Patienten wurde am darauffolgenden Tag zur gleichen Zeit eine Zweitmessung unter denselben Bedingungen erhoben (Vorher-Nachher-Test). Wenn sich erneut pathologische Werte ergaben,

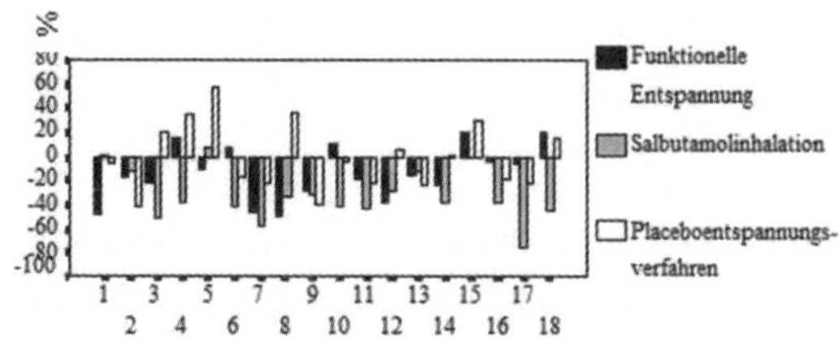

Abbildung 6: Funktionelle Entspannung bei Asthma-Kindern (Anmerkung: Änderung von sRAW nach Intervention; Patienten 1 bis 18: Ein negativer Balken entspricht einer prozentualen Abnahme, ein positiver einer Zunahme von sRAW nach Therapie.)

wurde den Patienten das Angebot gemacht, sich in eine standardisierte Kurzform der Funktionellen Entspannung (FE) einweisen zu lassen.

Bei 29 Patienten wurde anschließend wieder die Lungenfunktion gemessen und die Werte verglichen. Für beide Interventionsarten wurden signifikante Unterschiede zwischen den Vorher-Nachher-Messungen gefunden. Ausgehend von dem Kriterium einer Besserung zwischen der ersten und zweiten Messung von mindestens 20%, erreichten 48% der FE-Behandelten und 55% der medikamentös behandelten Patienten deutlich bessere Werte. Die Medikamenteneinnahme vor der Auftakt-Untersuchung war in dieser ersten Studie noch nicht kontrolliert worden.

Analog zur vorangegangenen wurden in einer weiteren Studie 17 konsekutive Asthmapatienten mit akuter Atemobstruktion von derselben Arbeitsgruppe untersucht (ebd.). Mit der Veränderung, dass die zweite Messung erst nach 15 Minuten erfolgte und dass die Patienten bei dieser Erhebung keine bronchodilatative Medikation in den vorangegangenen zwölf Stunden nehmen durften, konnten die Ergebnisse die erste Studie repliziert werden.

In einer weiteren kontrollierten prospektiven einfachblinden Studie wurden von derselben Arbeitsgruppe 18 an Asthma bronchiale erkrankte Kinder und Jugendliche an drei aufeinanderfolgenden Tagen stets zur gleichen Uhrzeit untersucht und behandelt (ebd.). Im Cross-Over-Design erhielten die jungen Patienten in randomisierter Reihenfolge jeden Tag eine dieser drei Behandlungsformen: eine standardisierte Kurzform von FE, ein Placebo-Entspannungsverfahren oder eine medikamentöse Bronchospasmolyse (Salbutamol). Nach einer Baseline-Erhebung unterzogen sich die Probanden je einer der drei Behandlungen, die sie zehn Minuten praktizieren sollten (die medikamentös Behandelten sollten sich in der Zeit ausruhen), danach erfolgte eine zweite Lungenfunktionsmessung (Zielvariablen: totaler Atemwegswiderstand und spezifischer Atemwegswiderstand). Die Datenauswertung erfolgte auf der Basis der prozentualen Abweichungen vom Sollwert (nach Alter, Größe und Gewicht standardisiert). Ein Vergleich der Ausgangswerte ergab keine signifikanten Unterschiede zwischen dem medikamentösen Vorgehen und der Funktionellen Entspannung; mit der Placebo-Entspannung war keine Wirkung zu erreichen (ebd.).

Dass FE gerade im Sinne der präventiven Stressbewältigung wirksam ist, konnten Lahmann et al. (2017) an 81 Probanden aufzeigen, die im Laufe eines zehnstündigen manualisierten Kurses in kleinen Gruppen, von denen in einer randomisieren Studie 42 Teilnehmer zusätzlich zu psychoedukativer Information über Stress instruiert wurden, im Sinne einer Stressreduktion profitieren konnten. Auch die Somatisierung und depressive Symptome bildeten sich zurück.

Wie lerne ich Funktionelle Entspannung?

Die Methode ist im Prinzip als ein »dritter Weg« zwischen dem Autogenen Training und der Progressiven Relaxation zu verorten.

Beim Autogenen Training geht es im Kern darum, sich durch Abwarten und zur Ruhekommen bestimmten, sich zwangsläufig ergebenden physiologischer Phänomenen auszusetzen, die mit den entsprechenden Suggestionen gekoppelt werden, und so durch Konditionierung in eine vegetative Situation zu bringen, die mit der EA durchaus vergleichbar ist, aber gezielt auch eine Entspannung des Bewegungsapparates einbezieht. Die Progressive Relaxation (früher Progressive Muskel-Relaxation, PMR) wird über eine mehrere Sekunden andauernde Muskelanspannung und nachfolgende Entlastung, systematisch über mehrere Muskelgruppen hinweg, eingeleitet, induziert jedoch auch mentale und vegetative Effekte und ist letztlich auch mit einer Konditionierung verbunden. Beide Techniken müssen geübt werden.

Ausgangspunkt der FE ist das Beachten und Anwenden einiger grundlegender Regeln. Sie beansprucht nur wenige Sekunden – ist also eine Art »Kurzentspannung« – und kann ohne Aufwand im Stehen, Sitzen oder Liegen Anwendung finden, ohne dass es das Umfeld bemerken muss, und ist deshalb in unserer schnelllebigen Kultur und dem herrschenden Zeitgeist im Prinzip die ideale Methode. Patienten lernen sie üblicherweise in vier bis zehn Stunden. Es bieten sich Tagesseminare an, die an verschiedenen Orten in Deutschland wenigstens einmal im Monat angeboten werden, sodass man die Methode im Rahmen eines solchen Kursangebots spätestens 30 Tage nach der Entscheidung, Funktionelle Entspannung lernen zu wollen, kennenlernen und auch schon für sich anwenden kann. Eigentlich ist es ein anarchistischer Zugang, denn jeder entwickelt praktisch seine eigene Funktionelle Entspannung. Es handelt sich um keine übende Methode, sondern sie kann – hat man einmal die drei Grundregeln verstanden –gleich genutzt werden (weitere Informationen unter www.afe-deutschland.de, www.klinik-donaustauf.de oder www.ukr.de/Psychosomatik).

In einer weiteren Replikationsstudie (randomisiert, einfachblind prospektiv, Cross-Over; Loew et al., 2001) wurden 21 Asthma-bronchiale-Patienten mit einer akuten Bronchokonstriktion (Verengung der Luftwege in der Lunge) behandelt. An drei aufeinanderfolgenden Tagen erhielten die Patienten entweder eine fünfminütige mündliche, standardisierte Einweisung in Elemente der FE, die sie während der folgenden Untersuchung anwenden sollten, eine medikamentöse Behandlung oder eine unspezifische, körperorientierte Placebointervention, die denselben Umfang an Informationsvermittlung und Handlung durch den Patienten umfasste. Erneut zeigten sich für die Baseline-Messungen aller drei Tage keine signifikanten Unterschiede. Bei den FE-Behandlungen wurden nach den ersten Sitzungen signifikante Senkungen beider Zielvariablen gefunden und auch nach der Medikamenteneinnahme verringerten sich diese Parameter signifikant. Für das Placeboverfahren konnten keine signifikanten Unterschiede nachgewiesen werden.

Atmung und das Herz-Kreislauf-System

Atemtherapie in der Herzchirurgie

Westerndahl und Tenling (2014) zeigten im Rahmen einer prospektiven kontrollierten, randomisierten Studie, dass 30 Atemzüge Tiefenatmung (also EA) nach herzchirurgischen Eingriffen dazu führten, dass atelektatische, das heißt in sich zusammengefallene, nicht belüftete Lungenabschnitte signifikant seltener zu beobachten sind sowie weiterhin eine Mehrung der belüfteten Lungenabschnitte und eine leichte Steigerung des Sauerstoffpartialdrucks festgestellt werden kann, unabhängig davon, ob die 30 Atemzüge mittels einer Maske, die einen inspiratorischen Widerstand und einen positiven expiratorischen Druck aufbaut, einer flaschenförmigen Atemhilfe oder einfach nach einer Anweisung erfolgten. In dieser klinischen Anwendung könnte der

Atemtakter (siehe S. 39) für das Pflegepersonal eine Hilfe darstellen.

Blutdruck

Wie schon mehrfach gezeigt, beeinflussen Atmungsbewegungen die Blutdruckregulation. Das ist deshalb möglich, weil die Atmung eine geringere Frequenz hat als Herz: Auf einen Atemzug kommen etwa zehn Herzschläge. Der »Blutdruck«, den wir messen und der im Fachjargon mit RR abgekürzt wird (nach Scipione Riva-Rocci, dem Erfinder der Blutdruckmessmethode mittels Armmanschette und Stethoskop), setzt sich aus der Kraft, die das Herz beim Pumpen entwickelt – diese ist natürlich abhängig von der Frequenz der Herzkontraktion – und der Gefäßspannung zusammen. Schauen wir uns das im Detail an: In jeder Atemphase finden sich etwa fünf Herzaktionen. Verlangsame ich meine Atmung, verlangsamt sich dadurch auch meine Herzfrequenz. So lässt sich über die Atmung letztlich auch der Blutdruck regelhaft beeinflussen (Rasmussen et al., 2017), besonders der Bluthochdruck. Der Zusammenhang zwischen Verlangsamung der Atemfrequenz und Empfindlichkeitssteigerung der Druckrezeption im Gefäßsystem konnte auch experimentell gut belegt werden, etwa von Wang et al. (2010), der auch klar zeigte, dass langsame Atmung die arterielle Baroreflexsensitivität verstärkt und den Blutdruck bei essentieller Hypertonie verringert (Abbildung 7, S. 50).

Hypertonie

Bluthochdruck, eine »Vokskrankheit«, an der Millionen Menschen über den ganzen Globus verteilt erkrankt sind und der auch als »stiller Killer« bezeichnet wird, da selten Symptome spürbar sind, stellt eine ideale Indikation für das EA dar. Die häufigste Form ist die sogenannte »essentielle Hypertonie«

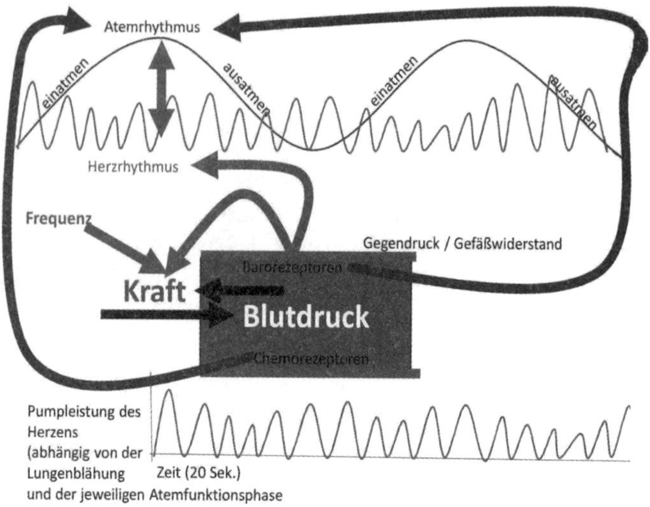

Abbildung 7: Beziehung Atem- und Herzrhythmus (Druck, Frequenz, Kraft, Gegendruck/Barorezeptoren; schematisch)

(Bluthochdruck ohne Grunderkrankung), daneben gibt es aber auch stoffwechsel- und organisch bedingte Subtypen, deren Ursache angegangen werden muss. Auch in diesen Fällen ist die EA mindestens eine komplementäre ergänzende Behandlungsstrategie, zum Beispiel in Kombination mit blutdrucksenkenden Medikamenten.

Am besten scheint der Ansatz zu wirken, wenn wir es mit einem sogenannten »hochnormalen Blutdruck« oder »grenzwertigen Bluthochdruck« zu tun haben. Insbesondere wenn klar ersichtlich ist, dass es einen Zusammenhang mit psychologischen Stressoren gibt, oder auch als Prävention, ist EA ausreichend. In manchen Fällen kann vielleicht die Verordnung eines zweiten oder dritten Pharmakons vermieden werden – und zwar dann, wenn EA, gerne auch eingebettet in Autogenes Training oder Progressive Relaxation, regelmäßig und verlässlich zur Anwendung kommt und der erzielte Effekt – nachgewiesen durch regelmäßige Blutdruckkontrolle – ausreicht. Im Folgenden werden wichtige Studien dazu referiert.

Wang et al. (2010) publizierten eine randomisierte Untersuchung an 22 prämenopausalen Patientinnen mit normalen oder schon leicht pathologischen, aber nicht andauernd hohen Blutdruckwerten. Diese Studien sind deshalb besonders wertvoll, da bei dieser Population möglicherweise nicht-medikamentöse Interventionen der langfristigen Entwicklung der Bluthochdruckerkrankung sogar überzeugender als eine pharmakologische Frühintervention entgegenwirken könnten. Mittels Frontal-Muskel-Elektro-Myogramm (EMG) und der Überprüfung von Veränderungen der Herzratenvariabilität (HRV), über die der individuelle Entspannungszustand indirekt gut abgegriffen werden kann, untersuchten sie biofeedback-kontrolliert eine Kombination von Bauchatmung und Verlangsamung der Atmung (sechs Atemzüge pro Minute) gegen ausschließliche Bauchatmung. Beides sollte zu Hause weiter täglich geübt werden. Teilnehmerinnen, die im Vorfeld leicht erhöhte Blutdruckwerte hatten, konnten in der Experimentalgruppe ihren systolischen Blutdruck im Mittel um 8,4 mmHg, den diastolischen um 3,9 mmHg senken. Die ausschließlich bauchatmenden Patientinnen senkten den systolischen Druck im Mittel um 4,3 mmHg, waren also praktisch nur halb so erfolgreich. Auch die Herzratenvariabilität nahm in der Experimentalgruppe signifikant zu, was ein indirektes Maß für eine geringere Stressbelastung darstellt (Eddy et al., 2017).

Limberg et al. (2013) testeten verschiedene Atemfrequenzen (sieben, zwölf und 14 Atemzüge pro Minute) an 21 Probanden, von denen acht einen grenzwertigem Bluthochdruck aufwiesen, und maßen dabei Gefäßweite, Durchfluss im Unterarm und Blutdruck parallel zur Herzaktivität. In der Zusammenschau konnten sie zeigen, dass sich die peripheren Parameter am Arm unter keinem der Atemmodi veränderten; damit ist die Blutdrucksenkung auf zentralnervöse, sympathische Impulsunterdrückung zurückzuführen.

Herzratenvariabilität (HRV)

Herzschlagabstände wirken regelmäßig, auch wenn wir belastungsabhängig Beschleunigung oder Verlangsamung wahrnehmen können. Misst man jedoch die zeitlichen Abstände der Herzaktionen mittels eines EKGs genau aus, ist feststellbar, dass das, was regelmäßig wirkt, doch nicht ganz regelmäßig ist. Die Herzaktionen haben im Laufe der Zeit, zum Beispiel innerhalb einer Zeitspanne von fünf Minuten, auch in Ruhe ein gewisses Spiel, die Abstände sind mal länger, mal kürzer. Je nachdem, wie viel Variation sich hier zeigt, ist das Herz gesünder oder kränker. Das ist vergleichbar mit dem Spiel mit dem Gaspedal eines Automotors im Leerlauf: Je höher die Drehzahl bei gleichzeitig niedrigem Standgas gehen kann, desto besser ist der Motor. Bei der Herzratenvariabilität finden sich nun etwa bei einem Diabetiker Einschränkungen: Ein anhaltend hoher Blutzuckerspiegel kann Nervenbahnen schädigen, insbesondere den Nervus vagus, sodass darüber der Herzrhythmus nicht mehr so gut angepasst werden kann; dies wird auch als autonome Kardiopathie bezeichnet. Schon die alten Chinesen sagten: Wer einen ganz regelmäßigen Puls habe, also wenig Reagibilität zeige, sterbe bald.

Um einem Bluthochdruckpatienten die Entscheidung leichter zu machen, die EA für sich zu nutzen, werden nun kurz die Studien referiert, die eine veränderte Atmung als Intervention anwendeten.

Adhana et al. (2013) untersuchten eine Gruppe von Patienten mit essentieller Hypertonie ohne Medikation oder spezifischem Stress mittels einer Yogaatemtechnik (sechs Atemzüge pro Minute). Es handelte sich um eine prospektive Kohortenstudie, jedoch ohne Kontrollgruppe und mit einer kleine Stichprobe (38 Probanden), also nicht um die hochwertigste Studienform, aber auch nicht um die am wenigsten aussagekräftige. Alle Patienten hatten Bluthochdruck im Stadium 1 (140–160/90–99 mmHg) und keine schwere Komorbidität (Niereninsuffizienz, Diabetes, Schlaganfall, Myokardinfarkt). Die Teilnehmer wurden zweimal im Abstand von zwölf Wochen untersucht, und zwar vor und nach dem Yoga-Kurs, den 30 Patienten abgeschlossen hatten. Die Patienten sollten zweimal täglich für fünf bis sieben Minuten die Atemtechnik anwenden. Erreicht werden konnte eine signifikante Blutdrucksenkung, sowohl sys- wie diastolisch (–12 mmHg/–7 mmHg); Herzfrequenz, Hautleitwert (bzw. -widerstand), Muskelspannung und Atemfrequenz konnten signifikant gesenkt werden. Die Hauttemperatur ist dabei signifikant gestiegen. Aufgrund des Fehlens einer Kontrollgruppe ist die Aussagekraft jedoch relativiert.

Joseph et al. (2005) untersuchten den unmittelbaren Effekt Entschleunigten Atmens auf essentielle Hypertonie und die Barorezeptorsensibilität. Verglichen wurden EA (Slow Paced Breathing; sechs Atemzüge pro Minute) und schnelles Atmen (fast breathing, FB; 15 Atemzüge pro Minute); es handelte sich um eine kontrollierte Untersuchung, wobei jedoch eine Kontrollgruppe mit normalen Blutdruckwerten verglichen und nur kurzfristige Auswirkungen gemessen wurden. Für die Messungen der Baroreflexsensibilität wurde eine indirekte Methode gewählt, die allerdings in der Lungenheilkunde umstritten ist.

Barzorezeptoren

Barorezeptoren gehören zu einem komplexen Regelkreises sympathischer und parasympathischer Kreislaufreaktionen und unterstützen die kurzfristigen Anpassungen an sich ändernde Druckverhältnisse. Eine Erhöhung führt dabei zu einer reflektorischen Verlangsamung der Herzfrequenz, ein Absinken zu einer umgekehrten Reaktion.

Seit über 150 Jahren ist bekannt, dass diese rhythmischen Phänomene, die über die Länge einen Atemzugs und mit den bereits bekannten damit verknüpften Schwankungen des Blutdrucks einhergingen, mit länger anhaltenden Veränderungen der muskulären Blutgefäßwandspannung in Verbindung gebracht werden können. Blutdruck und Herzfrequenz beeinflussen sich permanent wechselseitig: Sinkt ersterer, schlägt das Herz häufiger. Reguliert wird das über den Barorezeptorreflex, dessen Sensitivität über Sequenzanalysen der EKG-Befunde, also ein spezielles Auswerten der Herzratenvariabilität anhand der Zahl der Baroreflex-mediierten Sequenzen aus einigen Herzaktionen. Dabei wird zwischen sympathischen und parasympathischen Sequenzarten unterschieden und damit die Variabilität neuronal modulierter Herz-Kreislaufaktionen erfasst.

Eingeschlossen wurden insgesamt 46 Patienten, die zwischen 50 und 60 Jahren alt waren und keine schwere Komorbidität aufwiesen; untersucht wurden EKG, Atemfrequenz, Atemminutenvolumen, die Totalkapazitiät der Lunge, Blutdruck und der Kohlendioxidspiegel. Eine Gruppe sollte jeden Tag fünf Minuten lang bewusst spontan in Ruhe atmen, dann für zwei Minuten schneller atmen (15 Atemzüge pro Minute) oder eben bewusst den Atem entschleunigen (sechs Atemzüge). dabei kam es zu einem unmittelbaren signifikanten Abfall sowohl des systolischen wie dem dystolischen Blutdrucks bei den Hypertonikern von im Mittel 149,7/82,7 mmHg auf 141/77,8 mmHg. Bei den Probanden mit normalen Blutdruckwerten sank der systolische Blutdruck ebenfalls signifikant. Die Baroreflexsensibilität erhöhte sich bei beiden Gruppen nur während der langsamen Atmung signifikant und stieg bei den Bluthochdruckpatienten sogar auf Werte wie bei spontanatmenden Studienteilnehmern mit normalem Blutdruck an. Das Atemminutenvolumen blieb bei der langsamen Atmung konstant, die Totalkapazität stieg bei verminderter Atemfrequenz. Die Kohlendioxidspiegel blieben konstant bei sechs Atemzügen und sanken bei 15 Atemzügen pro Minute.

Eine besonders gute Methode, die Gefährlichkeit von Bluthochdruck zu dokumentieren, ist die 24-Stunden-Blutdruckmessung. Modesti et al. (2010) untersuchten die Langzeitauswirkung von EA bei Bluthochdruckpatienten mittels 24-Stunden-Blutdruckmessungen und betrachteten zusätzlich psychologische Einflussfaktoren zur Klärung der Frage, welche Patienten von der Atemtechnik einen Nutzen haben können. Buteyko und Pranayama, also zwei dem Yoga entstammende Atemtechniken, wurde als Alternative zu langsamer Musik oder dem Lesen eines Buchauszuges zufallsverteilt angeboten. Damit liegt eine randomisierte, placebokontrollierte prospektive Kohortenstudie vor. Das Alter der Patienten mit essentieller Hypertonie ohne Medikation lag zwischen 40 und 75 Jahren, Patienten mit zusätzlichen schweren Erkrankungen wurden ausgeschlossen. Zur Kontrolle wurde der Blutdruck vorher in der Praxis und dann nach einer Woche, einem Monat sowie nach drei, sechs und zwölf Monaten gemessen. Von 86 Probanden am Beginn der Studie (29/26/31 in den drei Gruppen) blieben nach sechs Monaten noch 84 (29/24/31). Gefordert war, die jeweilige Übung (Atmung oder Musik oder Lesen) zweimal täglich für 30 Minuten anzuwenden. Tatsächlich war es jedoch weniger; im Schnitt wurde die jeweilige Übung 5,1x pro Woche für 22 Minuten täglich ausgeführt. Nach drei und sechs Monaten kam es jeweils zu einer signifikanten Reduktion des systolischen mittleren Blutdrucks von 4,6 und 4,1 mmHg im Vergleich zur Musik- und Lesegruppe. Die Lebensqualität blieb in allen Gruppen unverändert. Die Abnahme des systolischen Blutdrucks in der Interventionsgruppe war unabhängig von Alter, Geschlecht und Body-Mass-Index, jedoch geringer für Patienten unter Antihypertensiva-Therapie im Vergleich mit Patienten ohne Medikation (–3,79 zu 9,02 mmHg). Drei psychologische Faktoren beeinflussten die Reduktion des Blutdrucks ungünstig: eine anfängliche positive Grundstimmung, emotionale Spannungen und ein hohes Kontrollbedürfnis. Am meisten profitiert haben depressiv verstimmte, isolierte Patienten.

Cernes und Zimlichman (2015) stellten alle bisherigen kontrollierten Studien zur Behandlung des Hypertonus mittels EA in ihrem Review zusammen. In der Zusammenschau führen sie die nachweisliche Wirksamkeit auf eine direkte Erhöhung der Barorezeptor-Empfindlichkeit zurück.

Verbesserung der Herzleistung

Karlocai et al. (1998) untersuchen die Anspannung der Herzmuskelzellen bezogen auf die Atemphasen bei EA mittels Echokardiografie bei acht gesunden Probanden. Sie konnten zeigen, dass sich diese am Ende der Pumpphase des Herzens in Abhängigkeit von der Atmung tatsächlich signifikant ändert: Während der Endphase der Einatmung war das Herz am deutlichsten »gestresst«, am wenigsten hingegen in der Endphase der Ausatmung. Auch die Faserverkürzung war in dieser Atemphase am »entspanntesten«. Ausgehend von der endsystolischen Herzmuskelspannung war die Verkürzung der Fibrillen während der Einatmung ausgeprägter, das heißt die Kontraktilität bei der Ausatmung geringer, das Herz war also »lascher«; die Autoren sehen darin möglicherweise einen Ausdruck der gesteigerten parasympathischen Aktivität in dieser Phase der Atmung.

In anderen Studien wurden chronisch herzinsuffiziente Patienten (CHF) untersucht (Lachowska et al., 2018; Parati et al., 2008). Ausgangspunkt war, dass die Abnahme der körperlichen Leistungsfähigkeit bei dieser Gruppe auch Folge der – meistens durch einen Blutrückstau bedingten – eingeschränkten Lungenfunktion ist. Parati und Kollegen ließen 50 CHF-Patienten und elf gesunde Kontrollpersonen nach bestimmten Mustern atmen: jeweils 15 – sechs – drei Atemzügen pro Minute. Dabei wurden die arterielle Sauerstoffsättigung und verschiedene Funktionsindizes gemessen. 15 CHF-Patienten aus dieser Kohorte erhielten randomisiert ein Atemtraining mit sechs Atemzügen pro Minute. Während der Spontanatmung war der mittlere arterielle Sauerstoffpartialdruck bei den CHF-Patienten niedriger als bei den gesunden Kontrollpersonen (91,4 vs. 95,4%). Die Gruppe, die die Atemübungen machte, zeigte zwar tendenzielle, jedoch keine signifikanten Verbesserungen.

Pulmonale arterielle Hypertonie

Matura et al. (2017) setzten die EA erstmals bei Frauen mit pulmonaler arterieller Hypertension (PAH) im Rahmen einer Beobachtungsstudie ein. PAH ist eine Krankheit, die den Lungenkreislauf betrifft und damit langfristig den Gasaustausch in Mitleidenschaft bringt. Die Hauptsymptome sind zunehmende Atemnot, Erschöpfung, Schlafstörungen und eine deutlich reduzierte Lebensqualität. Zehn im Mittel fünfzigjährige Frauen mit dieser Erkrankung praktizierten täglich 15 Minuten EA, das über ein akustisches Signal getriggert wurde. Neben der Klinik wurden auch spezielle Neurotransmitter, das Plasma-Norepinephrin und Interleukin 6 gemessen sowie ein Aktinometer zur Messung der körperlichen Aktivität eingesetzt. Sie zeigten, dass sich die Interleukin-6-Konzentrationen senken ließen, die Schlafstörungen abnahmen, weniger depressive Symptome zu beobachten waren und sich die Lebensqualität verbesserte.

Indikationen in der Psychosomatik/Psychiatrie

Das Herunteregulieren von Stress oder Angst über die Atmung ist im Bewusstsein der Menschen in allen Kulturen gut verankert und in Rituale und Gebräuche wie Gebete oder den Gesang verpackt; auch andere Emotionen wie Ärger oder auch eine gedrückte Stimmung sind naheliegende Einsatzbereiche für das EA. Ergänzt wird das Spektrum durch den Einsatz bei Schmerzen, wobei hier eher eine Einflussnahme bei wenig psychopathologischer Beeinträchtigung infrage kommt, sozusagen als Hausapotheke. Die Datenlage, die im Folgenden referiert wird, spricht ebenfalls für einen Einsatz. Schlafstörungen, die ein breites Themenfeld darstellen und unterschiedlichste Gründe haben können, sind in einer qualitativ guten Untersuchung nachweislich gebessert worden, in weiteren Untersuchungen wurden sie quasi als Nebeneffekt mitbehandelt. Dies scheint auch naheliegend, denn EA über mehrere Minuten ist nichts anderes, als dem eigenen Körper vorzugaukeln, er schliefe, wodurch auf der zellulären Ebene Prozesse eingeleitet werden, die der trophotropen, also aufbauenden Regulation zuzuordnen sind und weniger der ergotropen, also unmittelbar aktiven. Dies ähnelt dem Effekt des Kaugummikauens: Durch das Kauen signalisieren wir uns selbst auf der vegetativen Ebene, dass die Situation, in der wir uns gerade befinden, so schlimm nicht sein kann, denn sonst würden wir jetzt nicht essen. Damit beruhigen wir uns selbst, jedoch auch zu dem Preis, das die Konzentration nachlässt.

Generell kann die EA als Basistherapeutikum (der Begriff war bisher dem Autogenen Training oder der Autogenen Therapie vorbehalten) in der Psychosomatik verstanden werden. Was jedoch, anders als beim Einsatz als Hausapotheke, berücksichtigt werden muss, ist, dass in der psychosomatischen Therapie wahrscheinlich ein Taktgeber von außen ins Spiel kommen muss, sei es in Form einer App, im Rahmen von Biofeedback oder als eigenes Gerät, denn, wie alle Studien über die verschiedenen Indikationen hinweg zeigen, ist die Dauer langsamen Taktatmens das Entscheidende: je länger, desto besser.

Ängste

Eine japanische Arbeitsgruppe (Sakakibara & Hayano, 1996) untersuchten an insgesamt 30 Studenten, die sich in drei Gruppen mit je zehn Versuchspersonen aufteilten, schon Mitte der 1990er Jahre, welche Wirkung eine fünfminütige Verlangsamung des Atmens (acht Atemzüge pro Minute) auf einen angekündigten Angstreiz (hier ein elektrischer Schlag) hat, der nach drei Minuten im laufendenden Experiment angekündigt wurde. Es zeigte sich, dass daraufhin die Herzfrequenz, die den Aktivierungsgrad des Parasympathikus verdeutlicht, in der schnell (30 Atemzüge pro Minute) oder spontan atmenden Gruppe signifikant abnahm. In der Slow-paced-breathing-

Gruppe veränderte sich nichts. Hinsichtlich der Amplitude der Atmung verhielten sich alle drei Gruppen gleich, das heißt, der angekündigte Schreck vertiefte die Atmung an sich nicht. Dies belegt, dass drei Minuten EA bei Versuchspersonen, die keine relevante psychische Erkrankung aufweisen, bei einem angekündigten Angstreiz eine Aktivierung des Symphatikus unterdrücken.

Zur selben Zeit untersuchten Sargunaraj et al. (1996), was passiert, wenn gesunde Studenten gegen einen Widerstand atmen mussten, ein weiterer Stressreiz, der das Gefühl des Erstickens simuliert. 24 Versuchspersonen atmeten für fünf Minuten mit einer Frequenz von etwa sechs Atemzügen pro Minute. Danach durften sie wieder fünf Minuten spontan atmen. Insgesamt wurden vier solcher Durchgänge durchgeführt, bei denen der Widerstand jeweils weiter erhöht wurde. Bei allen nahm die Atemarbeit zu, die Atemzugtiefe veränderte sich und der Erschöpfungsgrad vermehrte sich ebenfalls. Während der Phasen des EA nahm die Herzfrequenz ab, signifikant in den jeweiligen Ruhephasen. Aus diesem Experiment kann abgeleitet werden, dass einer durch EA getriggerten parasympathischen Aktivierung eine Abnahme sympathischer Erregung folgt, bei gleichzeitiger Abnahme auch der parasympathischen Erregung bei der Erzeugung von Erstickungsgefühl. Auch in diesem Experiment konnte gezeigt werden, dass sich bei EA sicher eine deutliche parasympathische Aktivierung einstellt, die in der Folge zwar begleitet ist von einer anhaltenden Verringerung der Sympathikus-Erregung, aber bezüglich der Parasymphatikusaktivität nicht auf dem hohen Niveau bleibt.

Clark et al. (1990) konnten schon vor mehr als 25 Jahren zeigen, dass ein multimodales kognitives Verhaltenstherapieprogramm mit entsprechenden Atemübungen klinisch relevante Angstsymptome reduzieren kann; seit einigen Jahren sprechen wir von Slow Paced Breathing. Auch die Erregung durch Erschrecken kann durch EA herunterreguliert werden (Sakakibara & Hayano, 1996).

Was bewirkt eine Veränderung in die andere Richtung, also ein schnelleres und intensiveres Atmen? Wilhelm et al. (2001) untersuchten in einer klinischen Studie an insgesamt 62 Personen die Effekte von aktiver Hyperventilation an Patienten mit Panikstörung (14), soziophoben Patienten (24) und gesunden Versuchspersonen (24). Die Studienteilnehmer sollten eine Minute schnell atmen mit 18 Atemzügen pro Minute, und zwar so, dass der Kohlendioxiddruck auf 20 mmHg anstieg, und dann eine Minute spontan in ihrem eigenen Tempo; dies wurde sechsmal wiederholt. Dann sollten sie drei Minuten schnell und zehn Minuten wieder in ihrem eigenen Tempo atmen. Die beiden Patientengruppen waren während des Versuchs ängstlicher, hatten mehr Atemnot und ein ausgeprägteres Erstickungsgefühl. Der Hautwiderstand nahm bei den Panikpatienten über die sechs Schnellatmungsphasen weniger ab als bei den anderen beiden Gruppen. Am Schluss des Experiments waren sich die Panikpatienten der Atmung und der Dyspnoe (Atemnot) bewusster und die Furcht, kurzatmig zu sein, war intensiver. Ihr Kohlendioxidpartialdruck war höher und die Herzschlagfrequenz sowie die niedrigeren Hautwiderstandswerte normalisierten sich langsamer als in den beiden anderen Gruppen. Niedrigere Kohlendioxidpartialdrücke waren verbunden mit einem höheren Anteil von Seufzer-Atmung.

Schmerzen

Zunhammer et al. (2013) untersuchten EA (Atemintervalle von acht, zehn und zwölf Sekunden) bei Hitze- und Kälteschmerzreiz an 20 gesunden Probanden. Je langsamer der Puls bzw. je höher die parasympathische Aktivität war, desto weniger schmerzempfindlich waren die Probanden, und umgekehrt.

Zautra et al. (2010), untersuchten an 52 Probandinnen, ob es nach einem definierten Hitzereiz bei Frauen mit Fibromyalgiesyndrom (27) im Vergleich mit gleichaltrigen gesunden

Frauen (25) einen Zusammenhang zwischen der subjektiven Schmerzempfindung, den Emotionen und der Atemfrequenz gibt. Während der Atemübung wurden geringe bis moderate Hitzeimpulse (vier mal vier Impulse) vermittelt. Dabei wurde die Reaktion unter individueller Spontanatmung mit der Reaktion unter Atmung mit halbierter Frequenz der Spontanatmung verglichen. Die Einstufung Missempfinden und Schmerz erfolgte nach jedem Impuls, die Emotion jeweils über vier Impulse hinweg. Bei Gegenüberstellung der Befunde während der spontanen Atmung und der EA war die subjektive Schmerz- und Missempfindung – speziell hinsichtlich der milden Hitzestimuli – geringer, jedoch profitierten die Gesunden mehr davon. Die negativen Emotionen waren in beiden Gruppen gleich gebessert, positive Gefühle stellten sich bei den Gesunden dann ein, wenn vorher negative Emotionen vermerkt worden waren.

Jafari et al. (2017) bewerteten in einem Review den Einsatz von Atemtechniken bei Schmerzsyndromen. Insgesamt wurden 31 Studien bewertet, die zwischen 1984 und 2015 publiziert wurden. Sie können in vier Gruppen unterteilt werden: (1) experimentelle und (2) klinische Studien, die die Effekte von Schmerzen auf die Atmung nachweisen, (3) Studien, die die Effekte von verschiedenen Atemregimen auf den Schmerz zeigen, sowie (4) Studien, die verschiedene Atmungsregime und ihren Einfluss auf experimentell induzierte Schmerzen im Labor untersuchten. Die Befunde erlauben natürlich die Schlussfolgerung, dass Schmerz den Atemfluss, die Atemfrequenz und das Atemzugvolumen beeinflusst. EA steht in Verbindung mit einer Schmerzreduktion, wobei die physiologischen Abläufe noch nicht genau verstanden werden, jedoch ein Zusammenhang mit der Herzkreislaufregulation zu bestehen scheint.

Vorstellbar wäre aus meiner Sicht, dass durch eine Herunterregulation der Stressantwort übergeordnete Schmerzwahrnehmung nach unten reguliert würde, getreu dem Motto: »Weniger Stress bedeutet weniger Schmerz(-wahrnehmung).«

Schlafstörungen

Tsai et al. (2015) verglichen 14 Patienten mit subjektiven Schlafstörungen, die auch mit einem pathologischen Muster der Herzratenvariabiliät während des Nachtschlafs einhergingen, die einer gestörten parasympathischen Aktivierung entsprechen könnte, mit gleichvielen guten Schläfern. Beiden Gruppen wurde eine Schlafvorbereitung über 20 Minuten mit EA mit einer Frequenz von sechs Atemzügen oder normaler Atmung mit zwölf Atemzügen und Spontanatmung angeboten. Einschlaflatenz, Häufigkeit und Dauer des Aufwachens während des Nachschlafs nahmen signifikant ab, wenn das EA praktiziert wurde.

Kognitiver Stress

Laborde et al. (2017) setzten EA zur Stressbewältigung bei 14 minderbegabten Jugendlichen ein. Im Experiment mussten sich die Versuchsteilnehmer, die im Mittel 17 Jahre alt waren, einem Gedächtnistest unter Zeitdruck im Rahmen eines Crossover-Designs unterziehen. Die zweite Untersuchungsbedingung war eine Audio-Unterweisung zur Entspannung. Neben den Symptomen wurden auch die Veränderungen in der Herzvariabilität untersucht. Während des Stresstests zeigten die Herzparameter einen deutlichen Stress-Anstieg. EA verbessert die Bewältigung mehr als Audio-Entspannung, zumindest in dieser Zielgruppe.

Appetitzügler

Meule und Kübler (2017) boten 32 bzw. 33 Studentinnen randomisiert entweder EA (sechs Atemzüge pro Minute) oder neun Atemzüge pro Minute an, während sie ihr Lieblingsessen auf einem Bildschirm angezeigt bekamen. Während der Vorbereitungsphase mit spontanem Atmen nahm die Lust auf das Essen ab, nahm dann während der Experimentalphase in beiden Gruppen zu, um in einer zweiten Ruhephase dann in der Gruppe mit den neun Atemzügen pro Minute oben zu bleiben. EA hatte keinen Einfluss auf das Verlangen, reduzierte aber das Hungergefühl.

Indikation in der Gynäkologie: Die Wechseljahre

Über die Geburtshilfe müssen wir uns nicht lange den Kopf zerbrechen, hier sind Atemübungen – für Mutter *und* Vater – fest verankert, auch wenn einige der Prinzipien, die wir bei der EA nun besser verstanden haben, den Einsatz der EA im engeren Sinn (also Berücksichtigung der niedrigen Frequenz und vor allem der Dauer: über mehrere Minuten) auch in der Geburtshilfe durchaus interessant erscheinen lassen.

Eine weitere wichtige Indikation sind typische Beschwerden der Wechseljahre, zum Beispiel die Hitzewallungen, die über das EA gut angegangen werden könnten.

2013 wandten sich Sood et al. erstmalig dem häufigen Thema der Menopausenbeschwerden zu. Insgesamt 92 Frauen übten über neun Wochen hinweg verschiedene Atemtechniken. Sie wurden in einer einfachblinden Untersuchung in vier Gruppen aufgeteilt: Gruppe 1 praktizierte einmal täglich für 15 Minuten EA, Gruppe 2 zweimal täglich; Gruppe 3 atmete einmal täglich für 10 Minuten mit 14 Atemzügen pro Minute und Gruppe 4 atmete spontan. 74% der Teilnehmerinnen beendeten die Studie regelgerecht. Alle drei Experimentalgruppen profitierten von den jeweiligen Angeboten: 52% der Gruppe 2, 42% der Gruppe 1 und 46% der Frauen, die spontan atmeten.

Huang et al. (2015) untersuchten das apparativ unterstützte EA. Zielgröße für Veränderungen waren hier Häufigkeit und Stärke der unangenehmen Hitzeflashs bei 123 Frauen mit wenigstens vier Flashs täglich. In einer randomisierten Untersuchung wurde in einem Studienarm für zwölf Wochen täglich für 15 Minuten mit weniger als zehn Atemzügen pro Minute geübt, im anderen wurde mit demselben Apparat für dieselbe Zeit eine entspannende Musik angeboten, wozu die Probandinnen in ihrem Tempo atmen sollten. Die Studienteilnehmerinnen beklagten anfänglich im Schnitt 8,5 Flashs täglich, die 61 Teilnehmerinnen der Experimentalgruppe konnten die Anzahl um 1,8 im Mittel drücken, die Patientinnen der Musikgruppe um 3,0 pro Tag. Möglicherweise war die vorgegebene Atemfrequenz in der Experimentalgruppe noch zu hoch.

Eine zusammenfassende Standortbestimmung: Entschleunigtes Atmen in der klinischen Medizin

In diesem Kapitel haben wir gelernt, dass Medizin nicht immer kompliziert sein muss und bei manchem klinisch wichtigen oder großen Problem schon lange einfache Hilfsmittel verblüffende Lösungen bringen können (Lippenbremse, Gehstütze, Brille, Zahnbürste, Spürhilfen, Tütenrückatmung). Auch das bewusste Senken der Atemfrequenz hat definitiv seinen Platz, nachweislich bei der komplementären Behandlung

- der Hypertonie,
- des Asthma bronchiale und
- der COPD;
- wahrscheinlich sind daneben
  - eine Verbesserung der Herzleistung und
  - der pulmonalen arteriellen Hypertonie.
- Aber auch bei medizinischen Eingriffen aller Art, vom Augenarzt (etwa bei Laserrefraktomie) über den Chirurgen, den Gastroenterologen bis hin zum Urologen oder Zahnarzt kann das Entschleunigte Atmen helfen, die Ängste vor und während der Behandlung zu reduzieren.

Doch nicht nur die unmittelbare Verbesserung der Lebensqualität ist eine Größe, die wir ins Auge fassen. Nachgewiesen werden muss noch, dass der längerfristige, also über wenigstens acht Wochen dauernde Einsatz des Therapieprinzips »Atemfrequenzreduktion auf sechs Atemzüge pro Minute« zwischen zwei- und viermal pro Tag für zehn Minuten zur Verbesserung der langfristigen Morbidität (die Entwicklung der Krankheit bzw. der Krankheitsphasen oder der Begleiterkrankungen), des Medikamentenverbrauchs, der weiteren Notwendigkeit und Inanspruchnahme medizinischer Maßnahmen und letztlich der Sterblichkeit führt. Es bleibt also noch viel zu tun für die Wissenschaftler, auch wenn das Therapieprinzip an sich und die Physiologie dahinter nun klar verständlich erscheinen.

Weiterhin ist belegt, dass auch Angstpatienten ihre Angst durch Atemtechniken reduzieren können, und es ist bekannt, dass es eine Verbindung zwischen dem Symptom der Angst und erhöhtem Blutdruck (Stress) gibt. Meist haben Angst- oder Panikpatienten eine zu hohe Atemfrequenz. Dabei kommt es vornehmlich zu einer Belüftung des Totraums im Atemsystem, d.h. die Sauerstoffkonzentration im Körper sinkt ab und die Kohlendioxidkonzentration steigt an. Die Patienten geben dabei Enge in der Brust, Verlangen nach tiefem Einatmen und oft sogar Luftnot an. Bereits der Volksmund empfiehlt tiefes Durchatmen als Sofortmaßnahme in Schreck- oder Notsituationen zur Selbstregulation, zum Beispiel nach einer Verletzung; eine andere bekannte Empfehlung lautet, erst einige Male tief durchzuatmen, bevor man auf eine Provokation oder einen heftigen Affekt reagiert. Auch in der Schule könnte das EA, etwa zur Reduktion von Prüfungsangst oder Steigerung der Konzentration, hilfreich sein (siehe S. 62).

Ganz spannend wird es bei Problemen, für die bisher kein zufriedenstellendes »Kraut« gewachsen war, wie etwa Beschwerden während der Wechseljahre oder den Wunsch, die Kontrolle über das Verlangen nach Essen wiederzugewinnen, also bei Essstörungen. Die Befunde machen hier Mut, auch bei der Suchtbehandlung oder anderen Impulskontrollstörungen. Es liegen jedoch noch keine aussagekräftigen Studien vor.

Auch bei Schlafstörungen, Schmerzen und Durchblutungsstörungen könnte das EA eine komplementäre Behandlungsstrategie darstellen.

Frank und Loew (eingereicht) zeigen, dass Ängste auf und um den Zahnarztstuhl herum mit dem Entschleunigten Atmen auf eine sehr einfache Weise gut gesenkt werden können. Das STAI (State and Trait Anxiety Inventory), das aktuelle, situationsbezogene sowie persönlichkeitsspezifische Ängste gut messen kann, war die Zielgröße. Mit einem durch den Atemtakter getriggerten Atemrhythmus ist eine hochsignifikante Angstreduktion zu erreichen. Zudem mochte die Hälfe der Patienten, die in der kontrollieren, randomisierten Studie die Atemtaktung erhielten, das Gerät auch bei den folgenden Behandlungen nicht mehr missen. Nur etwa jeder Zehnte kam mit dem Prinzip nicht klar und hatte demzufolge auch keine Angstreduktion.

Man kann sich gut vorstellen, dass dasselbe Konzept auch bei anderen medizinischen Maßnahmen funktioniert, etwa auf dem gynäkologischen Untersuchungsstuhl, bei unangenehmen urologischen oder gastroenterologischen Untersuchungen wie Blasenspiegelung, Magenspiegelung und Darmspiegelung oder bei kleinen chirurgischen Eingriffen, bei denen der Patient nicht narkotisiert ist.

Eine aktuelle Untersuchung zur Senkung der Atemwegswiderstände mittels Entschleunigtem Atmen (Hamy & Pommer, 2019) belegt, dass neben den signifikant positiven Effekten auf die Atemfunktion auch der Sauerstoffpartialdruck während der Intervention trotz des verlangsamten Rhythmus eher zunimmt; ein Effekt, der auch bei Nicht-Asthmapatienten auf der zellulären Ebene interessant sein könnte, auch im Bereich des zentralen Nervensystems, etwa bei Erkrankungen, bei denen der Sauerstoffverbrauch in bestimmten Hirnregionen gedrosselt oder intrazellulär verändert ist, etwa bei der Depression.

Charmant ist die Kombination zweier nützlicher Prinzipien: Zum Beispiel kann man ein Atem-Pattern über das Zähneputzen legen: Prompt kann man nebenbei auch den Blutdruck nichtmedikamentös günstig beeinflussen, wobei es auch Atemmuster gibt, die nicht im engeren Sinn *ent*-spannen, sondern die Aufmerksamkeit schärfen, da durch gezielte Atempausen (einige Sekunden Luft anhalten) ein Arousal, also eine Weckreaktion, eingeleitet wird (Spangler et al., 2018).

Was ist die richtige Atemfrequenz?

Über Atemfrequenzen lässt sich viel philosophieren und diskutieren. Aber für die meisten Menschen bilden sechs Atemzüge die Frequenz, bei der eine Harmonisierung der HRV, der Atmung, des Kapillarpulses und des Ruhe-EEGs zu beobachten ist, sprich: die Atmung im EEG sichtbar wird. Dies konnten wir in einer aktuellen Studie zeigen, in der wir zehn gesunde Probanden abwechselnd für jeweils sieben Minuten unterschiedliche Atemtakte vorgegeben haben. Dabei wurde die HRV über EKG sowie das EEG mit 64 Elektroden über einen erweiterten Frequenzbereich gemessen. Wie Abbildung 3 auf Seite 50 zeigt, finden sich erwartungsgemäß hohe Korrelationen der Atmung in der HRV, jedoch finden wir die Korrelate der Atmung in den langsamen Hirnpotenzialen (slow cortical potentials: SCP) im EA mit einem Maximum bei etwa zehn Sekunden pro Atemzug am ehesten. Die Studie zeigt auch, dass das subjektive Befinden bei verlangsamter Atmung mittels visueller Analogskala als sehr viel angenehmer bewertet und zu längeren Atemperioden hin eine zunehmend beruhigende Wirkung erzielt wurde (Loew et al., 2017). Deshalb ist diese unsere erste Wahl, darf aber auch nach klinischem Befinden modifiziert werden.

Für komplexere atemtherapeutische Vorgehensweisen liegen hier im Bereich der Prävention auch interessante Ergebnisse vor, die interventionell jedoch weit über das EA hinausgehen. Die Verbindung zur Körperwahrnehmung und damit Selbstwahrnehmung und frühe – vielleicht sogar prophylaktische – Selbstregulationsübungen führt in der Konsequenz zu Veränderungen bei der Vorausgabungsbereitschaft, der Distanzierungsfähigkeit und der Inneren Ruhe bzw. Ausgeglichenheit (siehe Tabelle 1; Goetz et al., 2013).

	p
Subjektive Bedeutsamkeit	0,122
Beruflicher Ehrgeiz	0,203
Verausgabungsbereitschaft	0,035
Perfektionsstreben	0,692
Distanzierungsfähigkeit	0,041
Resignationstendenz	0,331
Offensive Problembewältigung	0,979
Innere Ruhe/Ausgeglichenheit	0,006
Erfolgserleben im Beruf	0,986
Lebenszufriedenheit	0,396
Erleben sozialer Unterstützung	0,148

Tabelle 1: Gruppenvergleich zwischen den Behandelten (n = 130) und der Kontrollgruppe (n = 88) bei der 3. Messung (t-Test für die Mittelwertvergleiche/df = 216) (signifikante Veränderungen fett)

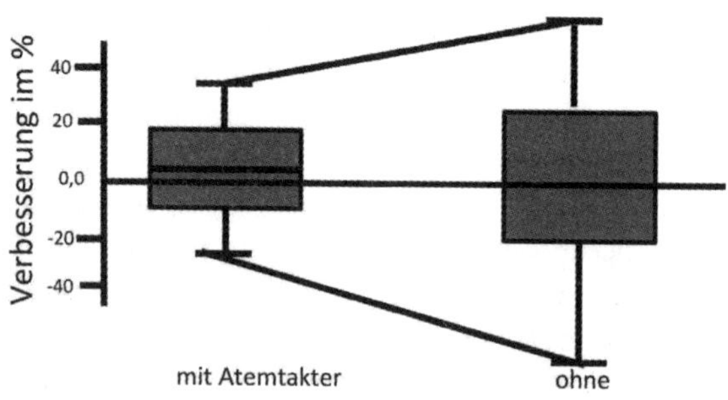

Abbildung 8: Veränderungen der Atemfrequenz nach vier Wochen (schematische Darstellung). Anmerkung: Die Anwender senken die Atemfrequenz umso konsequenter, je höher die Ausgangsfrequenz ist.

Das bewusste Herunterbremsen der Atemfrequenz induziert im Hirnstamm im Bereich der Formatio retikularis eine Veränderung der Schrittmacherfunktionen; da es sich also nicht um eine direkte Beeinflussung der sympathischen/parasympathischen Aktivität handelt, dürfen wir auch davon ausgehen, dass die Effekte zumindest Minuten bis Stunden anhalten, wie auch an den Surrogatsparametern (siehe Tabelle 1) deutlich wird.

Den Atem »takten«: Brauchen wir einen Ka*takt*ysator?

Auch wenn eine gewisse Einsicht vorhanden ist, fällt es der Mehrzahl der Menschen bekanntermaßen nicht leicht, alte Gewohnheiten, zum Beispiel eine zu schnelle oder zu flache Atmung, auch bei engagierter Anleitung und Begleitung zu ändern. Die Erfahrung zeigt, dass 90% der Menschen, die eine physiotherapeutische Anleitung etwa zur Rückengymnastik erhalten haben, diese nicht konsequent umsetzen können. Yoga, wie schon referiert, kann hier sehr wirkungsvoll sein (Posadzki et al., 2014), ist aber auch eingebettet in ein Denk- und Lebensmodell, das nicht ohne Weiteres in unsere Breitengrade übertragbar ist. Leider ist es auch wahr, dass neu zu erlernende Handlungen, wie Schrifterwerb oder das Erlernen neuer Worte, mit der Notwendigkeit verbunden sind, die neuen Abläufe bis zu 600 mal zu wiederholen. Das würde zweimal täglichem EA über etwa ein Jahr entsprechen.

Deshalb erscheint es naheliegend, dies mit mehr oder weniger technischen Hilfsmitteln zu unterstützen. Allgemein nachvollziehbar ist es, dass Gesang oder auch rhythmisches Bewegen den Atem rhythmisieren kann. Auch eine Musikkonserve, in die die Information, aus- oder einzuatmen, »verpackt« ist, vermag dies zu leisten.

Die erste randomisierte Studie zu diesem »Therapieprinzip« mit der aus den bisherigen Erläuterungen nachvollziehbaren Indikation Hypertonie führten Grossman et al. (2001) an 33 Patienten mit neu diagnostiziertem Bluthochdruck durch. Eine an Musik gekoppelte Reduktion der Atemfrequenz mit täglichen Übungen über acht Wochen hinweg zeigte in der Experimentalgruppe eine Verringerung des Blutdrucks um 7,5 (Standardabweichung (SD) 4,0) mmHg, systolisch versus 2,9 (SD 1,5) in der Kontrollgruppe, die nur entspannende Musik hörte. Bei den gemittelten Heimmessungen fand sich immerhin noch eine Verbesserung von 5,0 mmHG (SD 2,7) – weil die Ausgangswerte niedriger lagen – im Vergleich zu 1,2 (SD 0,9) bei der Kontrollgruppe. Zehn von 18 Teilnehmern wurden am Ende als »Responder« eingestuft, also als Patienten, die vom Entschleunigten Atmen klinisch so profitierten, dass dies als wirksame Therapiemaßnahme gewertet werden könnte.

Auch Schein et al. (2001) untersuchten etwa zur selben Zeit ebenfalls mit einem randomisierten kontrollierten prospektiven Design 61 stabil hypertensive Patienten mit und ohne pharmakologische Therapie, die ebenfalls eine musikvermittelte Reduktion des Atemrhythmus zehn Minuten täglich über acht Wochen anwendeten; die Kontrollgruppe hörte nur entspannende Musik für dieselbe Zeit ohne spezielle Atemanweisung. Der systolische Druck reduzierte sich in dieser Experimentalgruppe um 15,2, der diastolische um 10,0, in der Kontrollgruppe um 11,3 und 5,6 mmHg. Differenzielle Veränderungen waren auch noch sechs Monate nach dem Therapieende nachweisbar. Die Autoren postulieren, dass der systematische Einsatz von auf eine Reduktion der Atemfrequenz zielender Atemtherapie ein wichtiger Bestandteil der Blutdrucktherapie sein könnte. Diese positiven Befunde führten zur Entwicklung des RESPeRATE®, eines kleinen, batteriebetriebenen Geräts, das über ein akustisches Signal in Verbindung mit einem Monitoring der Atmungsbewegung die willkürliche Atemfrequenzreduktion unterstützt.

In Tabelle 2 (S. 76) werden die zu dem RESPeRATE durchgeführten Studien zusammengefasst. In der Zusammenschau sprechen die Befunde für eine Wirksamkeit des Konzepts RESPeRATE mit einer Anwendung von wenigstens zweimal zehn Minuten pro Tag über acht Wochen, wobei Vielanwender mehr profitieren als sporadische Nutzer und höhere Ausgangsbefunde zu besseren Ergebnissen führen.

Diabetes mit dem sekundären Problem der autonomen Kardiopathie (Herzerkrankung) und Veränderungen des Baro- und Chemorezeptors scheint eine Kontraindikation für die Blutdrucksenkungsindikation zu sein. Ist die Kontrollbedingung »zu gut«, wird etwa meditative Entspannung angewendet, sind auch dort starke Effekte zu erwarten und eine Überlegenheit des RESPeRATE kann nicht nachgewiesen werden. Das Konzept der klassischen Konditionierung in Verbindung mit entspannenden zehn Minuten ist ebenfalls ein starkes Angebot und für sich selbst in dieser Indikation schon wirksam (Tabelle 2, S. 76).

Es stünde jetzt an, den kränkeren Patienten die Chance zu geben, dieses komplementäre Konzept für sich zu nutzen und dies auch in Studien zu untersuchen.

Auch bei komplexeren hypertensiven Situationen – hier Hypertonie bei Patienten mit einer Schlafapnoe – scheint die Atemrhythmusregulation zu fruchten. 2011 publizierte eine Gruppe der Bostoner Harvard Medical School (Bertisch et al., 2011) eine Kohortenstudie an 25 Patienten mit Hypertension und Schlafapnoe in einer Steady-state-Situation, die 30 Minuten täglich über acht Wochen geräteunterstützte Atemübungen durchführen sollten. 24 Personen schlossen die Untersuchung ab. Der mittlere systolische Blutdruck lag anfänglich bei 140 mmHg (SD 10,2), der diastolische bei 82,7 mmHg (SD 8,9). Drei Patienten mussten wegen eines Wechsels der antihypertensiven Medikamente ausgeschlossen werden. Der systolische Wert verbesserte sich um 9,6 mmHg (SD 11,8), der diastolische um 2,8 (SD 8,9). 17 Personen erfüllten die ursprünglichen Anweisungen, 51% konnten die geforderte Atemfrequenz von weniger als zehn Atemzügen für 30 Minuten täglich vollständig realisieren.

Ein erster erfolgversprechender Review wurde von Mahtani et al. (2012) vorgelegt, der sich auf die in Tabelle 2 (S. 76) zusammengefassten acht kontrollierten, randomisierten Studien mit insgesamt 494 Patienten bezog. Voraussetzungen für den Einschluss waren das Vorhandensein einer Kontrollgruppe, Randomisierung und Verblindung. Alle Probanden litten an essentieller Hypertonie; in zwei Studien bestand zusätzlich ein Typ-II-Diabetes. Zusammengefasst waren eine hohe Compliance, geringe Nebenwirkungen (leichtes Unwohlsein bei nur einem Patienten), jedoch keine Veränderung der Lebensqualität zu beobachten. Der mittlere systolische Blutdruck sank um 3,0 systolisch und um 2,3 mmHg diastolisch bei den in der Praxis vorgenommenen Messungen sowie um 2,5 systolisch und 2,2 mmHg diastolisch bei den Blutdruckmessungen zu Hause. Eine Studie untersuchte die Auswirkung auf den 24-Stunden-Blutdruck, erkannte aber keinen signifikanten Unterschied. Nur eine Untersuchung hatte ein Follow-up-Design: Nach sechs Monaten zeigte sich kein signifikanter Unterschied mehr zwischen der Kontroll- und der Experimentalbedingung. Nach Ausschluss der fünf Studien, die vom Hersteller des RESPeRATE gesponsert worden waren, war kein signifikanter Effekt auf den Blutdruck mehr erkennbar. Die Autoren folgern, dass ein Kurzzeiteffekt auf den Blutdruck wahrscheinlich ist, es aber bezüglich der Langzeitwirkung an Studien fehle und es bei fast allen Studien die Gefahr eines Bias gäbe, zum Beispiel aufgrund der Schwierigkeit, eine passende Kontrollgruppe zu finden oder den Blutdruck standardisiert zu messen. Die bisherigen Studienergebnisse müssen deshalb mit Vorsicht betrachtet werden. Es würden mehr qualitativ hochwertige und größere Studien benötigt.

Brook et al. (2013) konstatierten dagegen kürzlich auf einer breiteren Datenbasis in einer Metaanalyse zu RESPeRATE eine mittlere systolische Blutdruckreduktion von 13 und eine diastolische von 7 mmHg im Vergleich mit Abnahmen von 9 bzw. 4 mmHg, die den Kontrollbedingungen geschuldet waren (z. B. Musikentspannung). Die Unterschiede waren bei den Messungen in der Praxis deutlicher (höhere Ausgangswerte). Eine Reduktion der zu Hause gemessenen Blutdruckwerte konnte in vier Studien beobachtet werden. Der Effekt ist wahrscheinlich unabhängig von Alter, Geschlecht und Medikation, jedoch umso größer, je höher der Ausgangsblutdruck ist.

In Großbritannien kann das Gerät bereits ärztlich verschrieben werden. Bis jetzt sind keinerlei Nebenwirkungen bekannt. Allerdings fehlt noch der Vergleich mit anderen Techniken zur Reduktion der Atemfrequenz.

Um einen Effekt zu erzielen, wird empfohlen, mindestens drei- bis viermal pro Woche für 15 Minuten mit einer Frequenz von sechs Atemzügen pro Minute zu atmen. Das langsame Atmen mit dem RESPeRATE erhält insgesamt eine Einstufung nach den Cochrane-Kriterien der Klasse IIA und eine Level-B-Evidenz und damit die Empfehlung »sinnvoll«. Das System RESPeRATE ist also zumindest in der Bluthochdruckbehandlung klinisch relevant wirkungsvoll, das Therapieprinzip ist von der obersten Gesundheitsaufsichtsbehörde in den USA, der »Food and Drug Administration« (FDA), anerkannt und manche amerikanische Versicherungen übernehmen auch bereits die Kosten.

Das System hat jedoch auch Nachteile, etwa die Kabelverbindung und das Arbeiten mit einem akustischen Signal an sich, das zum Beispiel bei lauter Umgebung oder bei einer Tinnitusbelastung nicht richtig wahrgenommen werden kann. Eine neue Möglichkeit stellt die Vorgabe eines haptischen Signals dar; dafür eignen sich Wearables oder in bedingtem Umfang Smartwatches, die das Programm Breathe bieten, oder Apps auf dem Smartphone unter Berücksichtigung der angegebenen Limitationen. Ideal ist dafür ein Gerät wie der Atemtakter, der von der Firma TAXXOS angeboten wird (vgl. Abbildung 4, S. 39).

Konzeptionell flossen in die Konstruktion des Geräts drei Kerngedanken der atemrhythmisierenden Entspannung nach Marianne Fuchs ein, nämlich die Wahrnehmungslenkung – hier die haptische oder taktile über die Vibration des Geräts –, die mehrmalige Wiederholung des Vorgangs an sich (in zehn Minuten etwa 60 mal) und die Verlängerung der Ausatemphase im Verhältnis sechs zu vier. Der Vorteil des Atemtakters als »Stand alone«-Lösung ist genau der: Es handelt sich um ein unabhängiges Gerät.

	RESPeRATE vs ...	Studien-typ	n	Dauer	Ergebnis	Bewer-tung
1	**Altena & Kleefstra (2009)**	RCT, Walk-man	15/15	9 Wochen	nicht signifikant	–
2	**Anderson & McKneely (2010)**	RCT, Medi-tative Ent-spannung	20/20	4 Wochen	signifikant; 24 Stunden RR: Tagsüber signifikan-te Senkung nur bei Frau-en	+
3	**Elliot & Izzo (2004)**	RCT, übliche Behand-lung	89/60	8 Wochen	starke Nutzer profitieren mehr (signifikant; –15 mmHg vs. –7,6 mmHg)	+
4	**Grossmann & Schein (2001)**	RCT, Walk-man	18/15	8 Wochen	signifikant; Praxis –7,5/–4,0 Zuhause –2,9/–0,9 Je höher, desto besser das Ergebnis	+
5	**Landmann & Drion (2013)**	RCT, Walk-man	24/24	8 Wochen	nicht signifikant, aber **Diabetiker**	–
6	**Logtenberg & Kleefstra (2007)**	RCT, Disc-man	15/15	8 Wochen	signifikante Senkung im Verlauf, aber kein Unter-schied zwischen den In-terventionen → *Kondi-tionierungseffekt*	0
7	**Meles & Gi-annatasio (2004)**	CT	48/31	10 Wo-chen	nicht signifikant	–
8	Rosenthal & Alter (2001)	Nur pro-spektiv	13	8 Wochen	Systol.: –7,2mm Hg (Praxis) –5,8 mmHg (zu Hause)	(+)
9	**Schein & Ga-vish (2001)**	RCT, Walk-man	22/21	8 Wo-chen, Nachun-tersu-chung	signifikant: –15/–10; auch in der Kontroll-gruppe –11,3/–5,6	++
10	Viskoper & Sh-apira (2003)	Nur pro-spektiv	17	8 Wochen	–13,1/–10,6 (Praxis) –7,1/–4,7 (zu Hause)	(+)

Tabelle 2: Synopsis der Studien zu RESPeRATE

- Das Smartphone ist oft schon aversiv besetzt; bei Vibration könnte sich immer automatisch der Gedanke einstellen, es könnte genau in diesem Moment jemand anrufen.
- Der Atemtakter ist mit einem Knopf zu bedienen, der sich zuerst etwas grob anfühlt, aber gerade in der Notsituation hat der Anwender eine klare Rückmeldung darüber, dass er das Gerät jetzt an- oder ausgeschaltet hat.
- Die klassische Konditionierung: Ein neues Gerät mit einem ungewöhnlichen Reiz wird mit einer Situation oder einem Auftrag – Entspannen – in Verbindung gebracht; durch die Wiederholung stellt sich im Laufe der Zeit ein Reflex ein (wie beim Autogenen Training, siehe S. 81). Am Schluss genügt eine kurze Anwendung, um einen nachhaltigen Effekt zu erzielen.

Bei dem »Dreiganggerät«, das mehrere Rhythmen bietet – sechsmal, siebenmal oder achtmal pro Minute –, kann mit einem Knopf »durchgeschaltet werden«. Alternativ kann das Gerät auch ausschließlich mit der gewünschten Taktfrequenz erworben werden. Auch die Laufzeit kann definiert sein (eine, drei, fünf, zehn oder 15 Minuten).

Atemtakter und Hypertonie

Schredl und Loew (2014) konnten in einer randomisierten, prospektiven Studie erstmals zeigen, dass langsames Atmen, induziert durch einen periodischen taktilen Stimulus, hochnormalen Blutdruck signifikant senken kann. Geprüft wurde, ob ein Atmungsregime dazu beitragen kann, den Blutdruck bei gesunden Probanden mit hochnormalen Blutdruckwerten, die keine blutdrucksenkenden Medikamente einnahmen, zu senken. Von 43 Teilnehmern mehrerer zwölfstündiger Programme zum Erlernen des Autogenen Trainings hatten 17 – unter normalen Bedingungen mit einem handelsüblichen, geeichten Handgelenksblutdruckmesser gemessen – hochnormale systolische Blutdruckwerte (Mittelwert 134 mmHg, SD 5). In der letzten Sitzung sollten sie randomisiert entweder einen periodischen taktilen Stimulus-Geber (Atemtakter) oder Autogenes Training für jeweils fünf Minuten anwenden. Der Blutdruck wurde mit obigem Gerät vor und nach der Anwendung der Entspannungsmethode gemessen. Der taktile Stimulus hält für sechs Sekunden an, dann ist vier Sekunden Pause. Während der Vibration atmet der Proband aus, in der Pause ein. Beide Gruppen konnten den Blutdruck signifikant senken (um mindestens 5%) mit einem kleinen, jedoch nicht signifikanten Vorteil der Atemtakter-Anwender (im Mittel 8%).

Atemtakter in der stationären Psychosomatik

In dieser ersten Untersuchung sollte überprüft werden, ob ein klassisches Biofeedbackprogramm durch selbstständige Fortsetzung der Übungsphase in den Zeiten zwischen den Biofeedbacksitzungen, die sich auf Elemente des Autogenen Trainings bezogen (normalerweise einmal wöchentlich für etwa sechs Wochen), mit der Indikation »Psychosomatische Erkrankung« effektiver wird. Dazu wurden 53 psychosomatische Patienten (chronischer Schmerz, psychische Syndrome mit körperlicher Komorbidität, Essstörungen, dissoziative Neurosen) in zwei Gruppen (22 und 31 Probanden) eingeteilt und deren Entspannungsfähigkeit zu zwei Zeitpunkten gemessen; dazwischen erhielten sie biofeedbackunterstütztes Autogenes Training (eine Übungseinheit am Gerät pro Woche) mit und ohne Atemtakter sowie unser stationäres Standardprogramm (Einzel-, Gruppenpsychotherapie, Bewegungs-, Kunst-, Entspannungs-, Musik-, Tanz- und Körpertherapie) für zwei Wochen: Unsere Patienten haben etwa drei- bis fünfmal am Tag selbstständig geübt für jeweils drei bis fünf Minuten (ähnliche Übungszeiten wie beim Erlernen des Autogenen Trainings). Die Patienten mit Atemtakter konnten ihr Atemzugvolumen in der kontrollierten Entspannungsuntersuchung bei reduzierter

Frequenz steigern (Abbildung 8, S. 70). Daneben ging der Hautwiderstand und überraschenderweise die Hauttemperatur im Mittel deutlich hinunter. Den Atemtakter so wie erprobt anzuwenden, scheint eine sinnvolle Ergänzung stationärer Behandlungsangebote hinsichtlich der Entspannungsfähigkeit zu sein, wenn die obigen Zielparameter (Atemamplitude und -frequenz, Hautwiderstand und Hauttemperatur) beeinflusst werden sollen.

Die Atemamplitude nimmt signifikant zu, wobei zu bemerken ist, dass es sich jetzt um einen habituierten, das heißt mittlerweile unbewusst ablaufenden Prozess handeln muss, da der Atemtakter zur Messung natürlich nicht »zur Hand« war. Tabelle 3 zeigt Mittelwerte, Standardabweichungen und Signifikanz.

Für diejenigen, dic mit der folgenden Weise der Darstellung nicht vertraut sind: In dem sogenannten Boxplot werden in dem Kasten die mittleren 50 Prozent der Teilnehmer repräsentiert, der dicke schwarze Balken weist auf den Mittelwert der Stichprobe hin; die beiden »Antennen« senkrecht nach oben und nach unten beschreiben den Raum, in dem sich 95 Prozent der Probanden dieser Gruppe befinden (Zusammenstellung der Befunde: siehe Tabelle 2, S. 76).

Parameter	**MWD**	**SD**	
Atem-Amplitude	–5,7	45,0	
Atemfrequenz	2,9	8,5	**
EMG	0,79	6,13	
Puls	1,97	15,6	
Hautwiderstand	0,55	1,45	**
Hauttemperatur	-0,06	2,73	

Tabelle 3: Multiparametrisches Monitoring: Intraindividuelle Prä-Post-Differenzen im Gruppenvergleich (Signifikanz ** $p<0{,}01$, MWD: Mittelwertsdifferenz, SD: Standardabweichung)

Welche App soll ich wählen?

Alternativ zu Stand-alone-Geräten gibt es mittlerweile auch Apps für Android-Smartphones oder iPhones. Hier kann keine konkrete Software-Empfehlung ausgesprochen werden, da der Markt sehr schnelllebig ist. Einige Kriterien, die es bei der Auswahl zu beachten gilt, sollen jedoch definiert werden:

- Die Frequenz, also die Anzahl der Atemzüge pro Minute, sollte eingestellt werden können.
- Der Aufbau einer einzelnen Atemphase sollte bekannt sein, die Ausatemphase sollte länger sein als die Einatemphase; idealerweise können diese eingestellt werden.
- Atempausephasen, wie sie im Yoga oder bei manchen Meditationen empfohlen werden, sind nicht zwingend erforderlich.
- Die Dauer der Atemübungen in Minuten sollte einstellbar sein und es sollte eine Anzeige vorhanden sein, die das Aus- und Einatmen unterstützt.
- Praktisch ist auch eine Kalenderfunktion, mit der dokumentiert werden kann, wie oft tatsächlich EA über die Tage hinweg praktiziert wurde, eventuell sogar mit Kommentarfunktion, um zum Beispiel den Blutdruck oder den Atemspitzenfluss (Wert des Peak-Flow-Meters, nützlich beim Asthma) zu dokumentieren.
- Eventuell gibt es auch ein haptisches Signal, am ehesten eine Vibration, das meines Erachtens am besten über die gesamte Ausatemphase anhalten sollte. Es gibt auch Programme, die die Ausatmung nur mit einem kurzen und die Einatmung mit zwei kurzen Signalen einleiten und ein spezielles Signal geben, das das Ende der Übungsphase anzeigt; letzteres sollte auch abgeschaltet werden können, wenn der Atemtakter zum Beispiel als Einschlafhilfe genutzt wird. Die Signale können unterschiedliche Töne, Gongs, Naturgeräusche – etwa Bachrauschen für das Aus- und Windgeräusche für das Einatmen – oder auch ein kurzes Vibrieren sein.

Was bisher noch nicht untersucht wurde, ist, welche Wirkung eine »leicht chaotische« Taktung hat, also wenn die Phasen nicht immer genau gleich lang sind und etwa im Spielraum von einer Sekunde variieren.

Bitte bedenken Sie immer, dass alles, was Sie »gratis« herunterladen, durch ein Zur-Verfügung-Stellen Ihrer persönlichen Daten, und zwar nicht nur Ihrer Gesundheitsdaten, »teuer bezahlt« wird. Das ist bei Bezahlprogrammen seltener der Fall, wenn auch nicht ganz ausgeschlossen – für ein bis drei Euro kann man gute Software bekommen, teurer muss es nicht sein, und das Teuerste im Store ist mitnichten das Beste. Leider muss man manchmal die Katze im Sack kaufen.

Aber wie schon an mehreren Stellen erläutert, schießt das meiner Ansicht nach über das Ziel hinaus. Wichtiger als die ausgeklügelte Parametrisierung bleibt das Tun: Je öfter, desto besser, jeweils wenigstens ein paar Minuten lang, die Frequenz sollte bei sechs Atemzügen pro Minute liegen und die Ausatmung länger als die Einatmung sein. Auf meinem Youtube Kanal können Sie auch zum Downloaden Videos finden, die die Anleitung oder das Durchführen des EA erleichtern (www.youtube.de/Prof. Thomas Loew).

Auch bei den sogenannten »Wearables« finden sich Relax-Apps, die die Atmung im Sinne eines Slow Paced Breathing triggern, zum Beispiel beim Fitnesstracker FITBIT Cardio II, bei dem zwei Übungszeiten eingestellt werden (zwei oder fünf Minuten), auch mit einem haptischen Trigger, der (bisher) aber nicht zwischen Aus- und Einatmen unterscheidet. Diesen »Atemtakter« hat man dann zwar immer dabei, der Nachteil ist jedoch, dass man den Arm heben muss, um während der Übung das Display zu sehen; das kann im Liegen anstrengend werden. Auch auf die verschiedenen Apple Watches kann entsprechende Software aufgeladen werden.

Daneben gibt es mittlerweile auch vibrierende Kissen, die das Prinzip aufgreifen, Sitzauflagen (www.ifeelsystems.com) oder Liegen, wie die »Klangwoge« (www.allton.de), die daneben auch das Prinzip des Sich-Wiegens integriert hat (siehe auch Loew, 2017).

Verbesserte Ergebnisse durch Mitbewegung der Finger (gezielte Motorik)

In den meisten zitieren Studien wurde die reduzierte Atemfrequenz letztlich durch Zählen durch die Teilnehmer selbst verbunden mit der Konzentration darauf erreicht oder durch ein technisches Hilfsmittel über das Angebot eines Tonsignals oder Vibration. Florian et al. (1998) hatten dann die Idee, die EA durch das Selbstanzeigen mit Fingerbewegungen zu unterstützen, und unterschieden dabei bei zwölf gesunden Versuchspersonen (Rechtshänder) zwischen der dominanten und der nichtdominanten Hand. Begonnen wurde jeweils mit der Einatmung. Unterschieden wurde auch zwischen einer brüsken, schnellen Bewegung, die sozusagen den Takt angab, und einer langsamen, dem Atemzug folgenden. Die langsamen Bewegungen induzierten deutlicher eine Abnahme der Herzfrequenz, die interessanterweise der Bewegung bereits vorausging. Die schnellen Bewegungen induzierten zunächst auch eine quasi intentionale Verlangsamung des Herzschlags, jedoch gefolgt von einer erneuten leichten Beschleunigung. Keine Rolle spielt, ob die dominante oder nichtdominante Hand benutzt wurde. Eine weitere wichtige Erkenntnis aus dem Versuchsaufbau war, dass bereits die Intention einer Handlung, also die Vorstellung, gleich etwas zu tun, die Formatio retikularis aktiviert. Die fortgeführte Bewegung verlängert das Verharren des Herzes in der Ruhephase.

Was tun bei der Nebenwirkung »Subjektive Atemnot«?

Allen und Friedman (2012) widmeten sich der Frage, wie man mit dem Gefühl der Atemnot, das manchmal trotz der positiven

Effekte, die das EA dem Körper bringt, beim Einsatz einer Atemtaktung auftreten kann, umgehen könnte. Ihr Ansatz war, dem Gefühl der Atemnot eine andere, positive Emotion gegenüberzustellen. Sie boten 71 Versuchspersonen zwei Möglichkeiten an, EA (sechs Atemzüge pro Minute) durchzuführen: entweder indem sie einem vertikalen Balken folgten oder mittels eines positiven Stimulus, hier ein angenehmes Bild. Es zeigte sich, dass hier das Atemzugvolumen und die erlebte Luftnot geringer waren als beim Angebot mit dem Balkensignal.

Atemtherapie plus …

Die Atemtherapie im engeren Sinn, wie wir sie vorher schon beim Yoga kennengelernt haben, ist häufig in Entspannungsverfahren integriert, mal in Form einer direkten Anweisung, mal indirekt aufgrund der sich allgemein einstellenden Beruhigung im Rahmen des minutenlangen Stillhaltens, etwa beim Autogenen Training oder bei der Meditation. Hierzu liegen mittlerweile viele Studien vor, die im folgenden Abschnitt in der Übersicht referiert werden.

Lassen wir Christian Heinrich, Arzt und preisgekrönter Journalist, zu Wort kommen:

> »Und so begleite ich meine Frau zum ersten Mal in ihre wöchentliche Yogarunde, acht Frauen und ein Mann im Alter von 16 bis über 70. Bevor es losgeht, spricht man über Politik, das Wetter und die neuesten Rückenbeschwerden, viel Lachen. Eine Art Stammtisch für Gesundheitsbewusste. Als ruhige, indische Musik beginnt, geht jeder auf seiner Yogamatte in Position. Sonnengruß, Schultermeditation. Die Lehrerin zeigt bestimmte Übungen und gibt den Atemrhythmus vor: ein – aus. Jeder atmet lauter als sonst, als würde ein Arzt mit einem Stethoskop auf die Lunge hören. Und wir atmen nicht durch den Mund sondern durch die Nase. Da sei die Atmung ruhiger und konstanter als durch den

Mund, erklärt man mir später. Was ich außerdem diese Stunden spüre: Die Atmung lässt sich bewusst in Einklang bringen mit dem Körper und seinen Bewegungen. Ich fühle eine bisher nicht gekannte Leichtigkeit und Harmonie« (Heinrich, 2017).

Atmungstasten

Legen Sie Ihre Hände auf die Brust und achten Sie darauf, wie sich der Brustkorb beim Atmen hebt und senkt. Legen Sie anschließend Ihre Hände auf den Bauch und erfühlen Sie, wie der Bauch sich mitbewegt. Legen Sie Ihre Hände schließlich seitlich an die unteren Rippen und spüren Sie, wie sich die Rippen beim Atmen nach außen schieben. Bei der Vollatmung, der idealen Form der Atmung, kommt es in allen drei Gegenden zu deutlich spürbaren Bewegungen.

Aktuelle Datenlage zum Autogenen Training

Auch im Autogenen Training spielt die ruhige Atmung eine wichtige Rolle. Verbreitet sind zwei Vorgehensweisen: Bei der manchmal vorgeschalteten Ruheübung beginnen wir mit zwei bis drei tiefen Atemzügen und einer Beruhigung der Atmung. Beim klassischen Vorgehen folgt die Formel »Atem tief und ruhig« auf die Schwere- und Wärmeübung an dritter Stelle. Untersuchte Indikationen für das Autogene Training sind Spannungskopfschmerz und Migräne, funktionelle Darmerkrankungen, Fibromyalgie, gesundheitsbezogene Lebensqualität bei Krebspatienten, Hypertonie, Koronare Herzkrankheit, Asthma bronchiale, somatoforme Schmerzstörungen, Raynaud-Syndrom, Geburtsvorbereitung, Epilepsie, Atopisches Ekzem, Infertilität, Glaukom, HIV, Angststörungen, Depression und Dysthymie, Funktionelle Schlafstörungen, Alkoholabhängigkeit und Stottern. Auch hier könnte das langsame Atmen jedes mal seine Indikation finden.

Eine ausreichende Evidenz für das Autogenes Training findet sich – bei weiterhin gewissen wissenschaftlich-methodischen Problemen – für den Spannungskopfschmerz und Migräne; hier liegen zwölf randomisierte prospektive Studien mit guter Datenlage vor.

Ein weiteres wichtiges Thema ist die Angstsymptomatik. Ausgangspunkt für die translationalen Überlegungen könnte die Untersuchung von Kanji (2004) sein. Er behandelte 59 Patienten ab einem Tag nach koronarer Bypass-Operation ohne Myokardinfarkt für die folgenden sechs Wochen; die Patienten hatten keine psychiatrischen Erkrankungen und kannten bislang keine Übungen zum Stressmanagement. Er bot als Alternative zur Standardnachsorge Autogenes Training für wöchentlich 60 Minuten in Gruppen à acht Personen über zwei Monate an. Es gab einen signifikanten Unterschied zwischen der Interventions- und der Kontrollgruppe. Die Ergebnisse erlauben die Schlussfolgerung, dass Autogenes Training die Angst nach einer Koronarplastik reduzieren kann, wobei der unspezifische Gruppeneffekt nicht kontrolliert wurde und möglicherweise auch Bedeutung haben kann.

Atem-Achtsamkeits-Meditation

Bei der Breath Awareness Meditation (Atem-Achtsamkeit-Meditation, BAM) handelt es sich ebenfalls um eine Methode, die in der Regel die Atemfrequenz reduziert. Sie wird üblicherweise zweimal täglich für zehn Minuten durchgeführt. Daten, wie die respiratorische Entschleunigung konkret aussieht, wurden nicht explizit publiziert, vom Ablauf des Vorgehens wäre dies jedoch zu erwarten. Barnes et al. (2008) haben Jugendliche, die an drei aufeinanderfolgenden Tagen morgens einen erhöhten Blutdruck vorwiesen, randomisiert der BAM (n = 20) oder einer Klasse zur Gesundheitserziehung (n = 46) zugewiesen. Nach drei Monaten Anwendung der BAM wurde die Senkung des Blutdrucks mit einer 24-Stunden-Blutdruckmessung dokumentiert. Sie betrug –4,7 vs. 9 mmHg während des Tages und –4,8 vs. –0,6 mmHg zur Nacht.

In einer weiteren Studie an 166 Jugendlichen verglichen Gregoski et al. (2011) die BAM mit einem Lebenspraxistraining, das zu einer Reduktion von Tabak-, Drogen und/oder Alkoholmissbrauch sowie einem besseren Umgang mit Aggressionen führen soll, und dem Standard-Erziehungsprogramm. Eine abschließende 24-Stunden-Blutdruckmessungergab, dass die BAM signifikant die besten Ergebnisse erzielte (–3,7 im Vergleich zu –0,1 mmHg in den Gesundheitserziehungsklassen).

Was ist übertragbar auf das Konzept des Entschleunigten Atmens bzw. den Einsatz eines Atemtakters?

Normalerweise atmen wir autonom. In der Formatio reticularis entstehen dafür die Impulse, die bedarfsgerecht – entsprechend der Rückmeldungen der Chemorezeptoren in den Gefäßen – über die Atemhilfsmuskulatur und das Zwerchfell über die motorischen Nervenzellen im Rückenmark den Atemprozess am Laufen halten. Lange bekannt ist ein Zusammenhang zwischen Druckveränderungen im Brustkorb – durch die Atmung bzw. im Extremfall durch Luftanhalten – mit einer maximalen Entschleunigung des Herzschlags, da der venöse Rückfluss zum Herzen reduziert wird. Dies wird im sogenannten »Valsalva-Manöver« therapeutisch bei bestimmten Formen des anfallsweisen Herzrasens eingesetzt (Antonio Maria Valsalva, 1666–1723).

Das Senken der Atemfrequenz auf sechs Atemzüge pro Minute über mehrere Minuten hat nachweisbare physiologische Effekte: Der Blutdruck wird gesenkt, die Barorezeptorsensitivität erhöht, der Kohlensäurespiegel im Blut gesenkt, die Chemorezeptorsensivität nimmt zu. Da die Sauerstoffsättigung der Gewebe auch abhängig vom Blutdruck ist, gibt es eine weitere enge Wechselwirkung zwischen der Blutdruckregulation und der Herzleistung bezüglich Volumenleistung, Frequenz und Druck. Daneben können wir den Atem auch bewusst steuern und die autonomen Impulse überformen, etwa beim Atemanhalten. Es gibt aber darüber hinaus noch eine weitere enge Beziehung zwischen der Atmung, mehr oder weniger bewusst empfundenen Stress und Entspannung. Langsames Atmen aktiviert die vagalen Prozesse und inhibiert sympathische Erregung. Körperliche Stressreaktionen nehmen ab. Über Atemzüge bzw. Reduktion der Atemfrequenz können wir Entspannungsprozesse auf den Weg bringen, die auch lange anhalten können.

Die Entspannung kann an der Entwicklung der Herzratenvariabilität abgeleitet werden.

Abbildung 9 (S. 88) und 10 (S. 89)zeigen die Herzratenvariabilität vor, während und nach dem Atemtaktereinsatz. Welche klinische Bedeutung diese Veränderungen hinsichtlich einer Aussage über die Stressbelastung haben, ist trotz mehr als zwanzigjähriger Forschung immer noch umstritten. Es besteht allerdings ein Expertenkonsens, dass intraindividuelle Veränderungen sehr wohl auf eine Veränderung des Stresslevels des einzelnen Menschen hinweisen. Sinnvolle Ergänzungen können hier Speichelkortisolmessungen sein, gerne auch ergänzt durch Fragebogenuntersuchungen, zum Beispiel Arbeitsbezogene Erlebens- und Verhaltensmuster (AVEM) nach Schaarschmidt, die gut als Surrogatparameter für Stressbelastung herangezogen werden können. Für komplexere atemtherapeutische Vorgehensweisen liegen hier im Bereich der Prävention auch interessante Ergebnisse vor, die interventionell jedoch weit über das Entschleunigte Atmen hinausgehen. Die Verbindung zur Körper- und damit Selbstwahrnehmung und frühe, vielleicht sogar prophylaktische Selbstregulationsübungen führt in der Konsequenz zu Veränderungen bei der Verausgabungsbereitschaft, der Distanzierungsfähigkeit und der Inneren Ruhe/Ausgeglichenheit

(Goetz et al., 2013; Tabelle 1, S. 70). Da durch die Umstellung der Atmung im Hirnstamm im Bereich der FR eine Veränderung der phasischen Aktivität induziert wird, also nicht nur eine direkte Beeinflussung der sympathischen/parasympathischen Aktivität, dürfen wir auch davon ausgehen, dass die Effekte zumindest über Minuten bis Stunden anhaltend sind. Auch ein Konditionierungseffekt durch die Atemübungen ist langfristig vorstellbar – oder eben eine Konditionierung durch den Einsatz des Geräts.

Die Frage ist nun: Haben die hier dargelegten Effekte auch eine nachhaltige klinische Effektivität, sprich: nicht nur Wirkung, sondern Wirksamkeit? Wir dürfen dies stark annehmen, da sich in den Studien zur Atemtherapie – am vergleichbarsten wäre für die Indikation Asthma bronchiale die Funktionelle Entspannung – sowie auch bei Medikamentenstudien anhand von »harten« Parametern, etwa der Lungenfunktion, anhaltender Einsatz und auch entsprechende Wirksamkeit in randomisierten, prospektiven kontrollierten Studien zeigten (Lahmann et al., 2009).

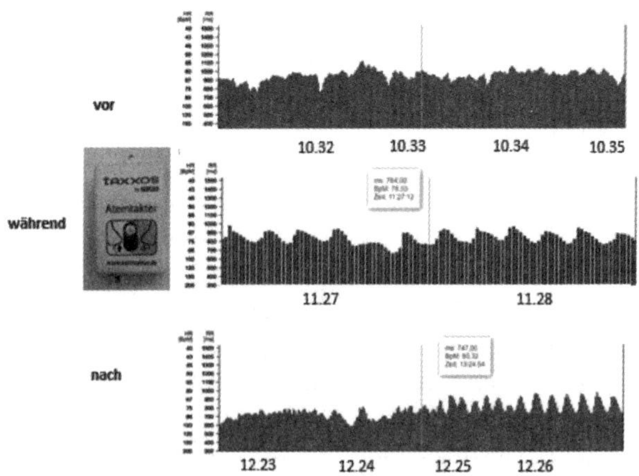

Abbildung 9: Herzratenvariabilität und Atemtaktung

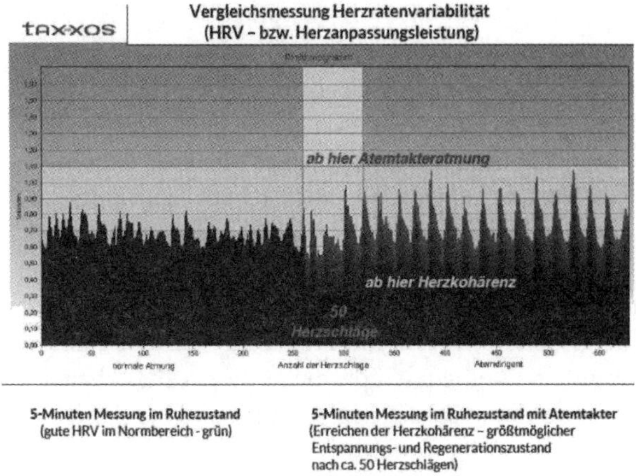

Abbildung 10: Verbesserung der Herzkohärenz nach einer Minute Atemtaktung

In welches Setting müssen die Entschleunigte Atmung oder das Atemtakter-Training eingebunden sein?

Bei den bisher identifizierten Indikationen (Abbildung 12, S. 102) ist der Ausgangspunkt in jedem Fall die ärztliche Diagnostik und Behandlung bzw. Behandlungsplanung, die den atemtherapeutischen komplementären Ansatz einbezieht. Ergänzt werden kann die Diagnostik bei Stressbelastung, Schlafstörungen oder Bluthochdruck noch durch eine Herzratenvariabilitätsdiagnostik (fünf Minuten in Ruhe; Abbildung 10, S. 89) vor Beginn der Maßnahme und dann in regelmäßigen Abständen nach jeweils ca. vier Wochen. Komplettiert wird das Vorgehen durch eine (idealerweise tägliche) Dokumentation im Sinne eines Beschwerdebogens (siehe Anhang, S. 113), auf dem ein Leitsymptom festgehalten wird, zum Beispiel der Blutdruck oder der Peak-Flow; auch für Panikattacken, Migräne oder Impulsdurchbrüche (Bulimie,

Übergewicht, Zwangsstörung) empfiehlt sich dieses Vorgehen, wobei hier spezifische Fragebögen durchaus sinnvoll sind.

Idealerweise wird eine zwei bis vier Wochen dauernde Beobachtungsphase, in der noch nicht langsam geatmet wird, vorgeschaltet. Für Schlafstörungen empfiehlt sich das Konzept der visuellen Analogskalen. Auf einer 10 cm langen Linie (linkes Ende = 0 = überhaupt nicht geschlafen, rechtes Ende = 10 = höchste Schlafqualität) wird immer zur selben Tageszeit, zum Beispiel am Vormittag um zehn Uhr, die jeweils letzte Nacht beurteilt. Veränderungen der Medikation, Menstruation oder neu auftretende Krankheitssymptome, etwa ein zusätzlicher grippaler Infekt, werden ebenfalls eingetragen und bei der Beurteilung einbezogen.

Ein Faltschema hilft, aus einem weißen DIN-A4-Blatt einen Dokumentationsbogen mit 14 Linien zu falten (siehe Anhang, S. 113).

Nicht verwechseln: Holotropes Atmen – »Rebirthing« – Hyperventilieren als Atemtherapie

Die »wiederentdeckten« Effekte des Hyperventilierens, an und für sich ein ubiquitär verbreiteter, physiologischer, oft unbewusster Vorgang, fanden ebenso wie Schluchzen oder Stöhnen bei Sexualität Einzug in religiöse Settings und seit den 1980er Jahren zunehmend auch in Praktiken zur Selbstfindung. Doch Rebirthing, das Holotrope Atmen, das sogenannte Radiance Breathwork oder auch Techniken wie die Atemzentrierte Psychotherapie oder die Integrative Atemarbeit sind etwas ganz anderes als EA (Passie & Pleske, 2011).

Wird sehr schnell sehr tief geatmet, sinkt der Kohlendioxidspiegel im Blut ab. Kohlendioxid entsteht in unserem Körper, wenn Sauerstoff in Energie umgewandelt wird, die wir für Muskelenergie, Stoffwechsel und das Gehirn benötigen. Die Konzentration dient dem Organismus als Hinweis für eine gute

Sauerstoffversorgung. Die Gefäße weiten sich. Durch das schnelle Atmen wird der Kohlendioxidspiegel gesenkt, es kommt im ganzen Körper zu Gefäßverengungen. Im Gehirn hat das die Konsequenz, dass die Hirnrinde etwa 30% weniger Sauerstoff zur Verfügung hat; damit verbunden ist eine eingeschränkte bzw. veränderte Funktionalität des Großhirns. Die tieferen Strukturen wie das limbische System sind im Verhältnis besser versorgt, das Gefühlserleben wird intensiver.

Wird diese Atemtechnik, die den Menschen seit tausenden von Jahren bekannt ist und auf allen Kontinenten in schamanischen Ritualen zur Tranceinduktion genutzt wird, über etwa 30 Minuten durchgehalten, kommt es zu einem rauschartigen Erleben mit intensivsten, positiven wie negativen Gefühlen. Es können aber auch massive Nebenwirkungen auftreten, etwa Krämpfe oder die typische Pfötchenstellung (siehe S. 38). Auch Ängste können dabei entstehen.

Diese psychophysiologischen Vorgänge werden – außerhalb des krankenkassenfinanzierten Systems und der in Deutschland wissenschaftlichen anerkannten Psychotherapieverfahren – manchmal zur Selbsterfahrung und auch manchmal von Psychotherapeuten genutzt, um tiefere Schichten des Bewusstseins zu öffnen. Richtig gefährlich kann dieses Vorgehen bei Menschen mit Epilepsie oder bei Patienten mit Herzgefäßerkrankungen sein. Von den Anwendern dieser Technik wird immer wieder berichtet, dass sich insbesondere bei wiederholtem Durchführen etwa 20 bis 40 Sitzungen lang eine anhaltende Intensivierung des Gefühlslebens einstellt, mit der man jedoch umgehen können muss und die erhebliche Konsequenzen für das Alltagsleben haben.

Bei den üblichen Settings wird bei diesen Formen der Atemtherapie nach der ersten halben Stunden dann eine weitere halbe Stunde normal und entspannt geatmet, die Gefäße weiten sich wieder, es stellt sich in jedem Fall eine sehr tiefe Entspannung ein, die möglichen negativen Erlebnisse werden in der Regel dadurch kompensiert (Passie & Pleske, 2011).

All das ist aber weit weg von unserem EA, das – bis auf das seltene Gefühl des Lufthungers (siehe S. 38) – praktisch nebenwirkungsfrei ist, aber sowieso immer problemlos abgebrochen werden kann.

Epilog

In der Zusammenschau hat das phasenweise Senken der Atemfrequenz auf sechs Atemzüge pro Minute über mehrere Minuten interessante physiologische und psychische Konsequenzen, die wir über diesen Weg auch bewusst steuern können und damit die autonomen Impulse überformen, etwa beim Atemanhalten. Die enge Beziehung zwischen Atmung, mehr oder weniger bewusst empfundenem Stress und Entspannung können wir in der Klinik nutzen. Die Studie von Zimmermann et al. (2014) gibt den Hinweis, dass die systematische Verwendung von EA und Biofeedbackbehandlungen denselben Stellenwert im stationären Setting hinsichtlich der erzielten Behandlungsergebnisse haben kann. Eine Zusammenschau der belegten Befunde zeigen die Tabellen 4 und 5.

Atemübungen helfen bei einigen internistischen Indikationen, und zwar im Sinne von

- ruhig und langsam atmen
- über wenigsten zehn Minuten zweimal täglich
- über wenigstens acht Wochen.

Naheliegend ist es nun, die Angstreduktion (z. B. beim Panikanfall) zu untersuchen, sei es bei Patienten mit Panikstörung oder bei Krisen mit Angstsymptomatik oder bei Unruhe bei psychiatrischen/psychosomatischen Krankheiten auch komplexer Natur, etwa zur Krisenintervention während stationärer Behandlungen oder auch bei situativer Angst, zum Beispiel Flugangst, Soziophobie, Klaustrophobie oder Agoraphobie. Dies sollte im-

Verbesserter Atemwegswiderstand (wahrscheinlich reichen 15 Min. langsames Atmen mit 6 Atemzügen/Min.); bei regelmäßiger Anwendung nachweislich langfristig klinisch bedeutsam	Randomisierte, kontrollierte Studien zur Funktionellen Entspannung
Blutdrucksenkung	Studien zu RESPeRATE Studie zum Atemtakter
Auch bei Komorbidität Schlafapnoe	
Verbesserter Schlaf	Hinweise aus mehreren Studien (Nebenbefunde), eine kontrollierte Studie
Aber nicht bei Diabetes	Hinweise aus einer Studie

Tabelle 4: Durch Atemübungen nachweislich behandelbare Indikationen 1

Mit je einer kontrollierten Studie wurden nachgewiesen:
Reduzierte Ängste bei KHK
Ökonomisierte Herzleistung bei Herzinsuffizienz und Stauungsödem der Lunge
Verbesserte Herzleistung
Verbesserung der pulmonalen arteriellen Hypertonie
Optimiertes biofeedbackgestütztes Lernen des Autogenen Trainings
Bessere Kontrolle des Hungergefühls
Verbesserte Konzentrationsfähigkeit
Besserung der Hitzewallungen in den Wechseljahren
Verbesserung der Sauerstoffversorgung in peripherem Gewebe

Tabelle 5: Durch Atemübungen nachweislich behandelbare Indikationen 2

mer im Zusammenhang mit einer regulären Psychotherapie geschehen, der Atemtakter sollte also im Rahmen der regulären Behandlung eingesetzt werden, um nach der Behandlung besser entspannen zu können, weniger Panikattacken zu haben, Panikattacken besser bewältigen zu können und insgesamt zufriedener mit ihrer Therapie zu sein.

Auch bei Kindern stellt es eine sehr einfache Möglichkeit dar, den Betroffenen (und auch den Eltern) etwas zur Selbstentspannung, etwa bei Prüfungsangst, oder auch zur vegetativen Entlastung bei Amphetamin-Therapie bei ADHS oder zur Impulskontrolle an die Hand zu geben; dies kann auch durch das Singen von Liedern gelingen, die den Atemrhythmus implizit beinhalten (Loew, 2017). Der Rhythmus des EA darf altersbedingt bei Kindern durchaus etwas höher liegen. Als Faustregel gilt: EA setzt etwa bei der Hälfte der normalen Ruhefrequenz ein, die zum Beispiel bei Sechsjährigen bei etwa 15 Atemzügen pro Minute liegt. Die meisten Patienten kommen mit einer einfachen Anleitung zurecht (4 Sekunden Einatmen, 7 Sekunden Ausatmen, das Ganze 11 Minunten lang = 4711). Sind sie dazu nicht in der Lage, vielleicht aus Altersgründen, können die bereits erwähnten Apps oder besser kleine Geräte unterstützend wirken (denn das Smartphone ist für viele das Stresserzeugungstool schlechthin, deshalb ist hier eine Entkoppelung sinnvoll).

Generell finden sich für EA als Soforthilfe nach viele Indikationen: in der Praxis, im Krankenhaus, im Schulsanitätsraum, beim ärztlichen Hausbesuch, im Rettungsdienst und im Flugzeug. Und sie könnte auch jede Psychotherapie bereichern, bei der Phasen von Anspannung Patient und Therapeut belasten. Daneben sind weitere Indikationen denkbar (Tabelle 6), bei denen die EA eine zumindest komplementärmedizinische Ergänzung darstellen kann.

Welchen weiteren klinischen Nutzen EA bringt, zum Beispiel bei der Behandlung von Rheumatikern oder Hautpatienten wie etwa Neurodermitikern oder von anderen juckenden Dermatosen Betroffenen, kann spekuliert werden, erfordert aber weitere Untersuchungen (Tabelle 6). Alles in allem handelt es sich bereits jetzt um einen vielversprechenden Ansatz, auch wenn – wie der Wissenschaftler sagt – *eine* kontrollierte Studie zunächst einmal *keine* Studie ist und die Ergebnisse in einer weiteren Untersuchung erst einmal repliziert werden müssen.

Bei psychosomatischen Störungen wie Migräne kann die Wirkung des EA auch durch Biofeedback kontrolliert oder sogar gesteigert werden.

Hinweise für die behandelnde Ärztin und den behandelnden Arzt

Aus welchem Grund auch immer Sie dieses Buch in die Hände genommen haben – vielleicht, weil ein Patient sie darauf aufmerksam gemacht hat, vielleicht, weil Sie ein Interesse an einer einfachen, unaufdringlichen Medizin jenseits der hochtechnischen Möglichkeiten haben, die auch ich sehr schätze –, bitte prüfen Sie die hier referierten Studien. Mich haben sie überzeugt, neben der 30 Jahre klinischen Erfahrung, die bei Atemübungen in der Körpertherapie begonnen. Im Grundlagenkapitel habe ich die über geschickt geplante fMRT-Untersuchungen plausibel ableitbaren Effekte zusammengefasst (S. 30). Die klinischen Studien – zugegebenermaßen manchmal mit komplexeren Unterweisungen versehen, wie in der Atemtherapie (Goetz et al., 2008) oder der Funktionellen Entspannung (Lahmann et al., 2009), aber doch in überschaubarem Rahmen lehrbar – knüpfen an das an, was wir auch seit bald 90 Jahren schon im Autogenen Training implizit vermitteln. Auch die Wirkungen fernöstlicher Konzepte wie Yoga lassen sich klinisch verifizieren (Abbildung 11, S. 98).

Betrachten wir zusätzlich in der Zusammenschau die Ergebnisse der Atemtakterstudien, erscheint es mir absolut in Ordnung, wenn wir uns zunächst auf das Wesentliche beschränken: Slow Paced Breathing oder Entschleunigtes Atmen. Die gut begründbaren Indikationen sind – immer im Sinne einer komplementärmedizinischen Maßnahme:

- Hypertonie,
- Asthma bronchiale,

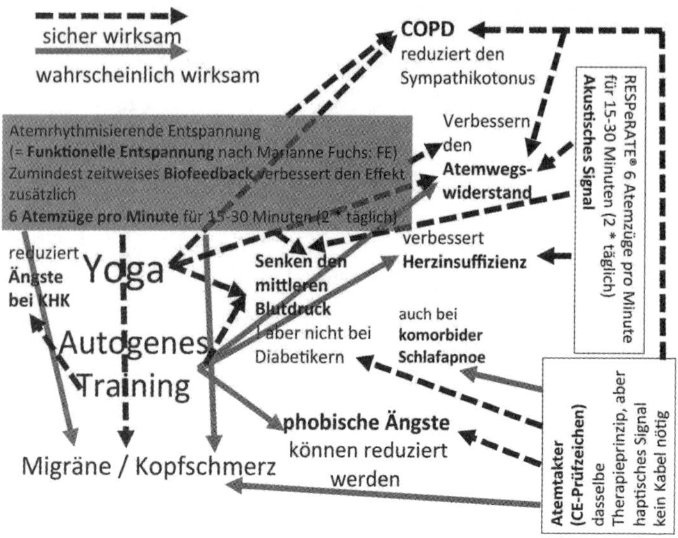
sicher wirksam
wahrscheinlich wirksam
COPD
reduziert den
Sympathikotonus
Atemrhythmisierende Entspannung
(= Funktionelle Entspannung nach Marianne Fuchs: FE)
Zumindest zeitweises Biofeedback verbessert den Effekt
zusätzlich
6 Atemzüge pro Minute für 15-30 Minuten (2 * täglich)
Verbessern
den
Atemwegs-
widerstand
RESPeRATE® 6 Atemzüge pro Minute
für 15-30 Minuten (2 * täglich)
Akustisches Signal
reduziert
Ängste
bei KHK
Yoga
Senken den
mittleren
Blutdruck
aber nicht bei
Diabetikern
verbessert
Herzinsuffizienz
auch bei
komorbider
Schlafapnoe
Autogenes
Training
phobische Ängste
können reduziert
werden
Migräne / Kopfschmerz
Atemtakter
(CE-Prüfzeichen)
dasselbe
Therapieprinzip, aber
haptisches Signal
kein Kabel nötig

Abbildung 11: Studienlage zu Effekten von Atmung in der Komplementärmedizin

- COPD,
- Angststörungen,
- Implulsregulation,
- Stressabbau und -prävention,
- Konzentrationssteigerung,
- Beschwerden der Wechseljahre (Hitzeflashs),
- Schlafstörungen und
- evtl. sogar Durchblutungsstörungen.

Die aktuelle Studienlage ist in einfachen Worten, für die meisten Patienten verständlich, in dem jeweiligen Abschnitt beschrieben, um das Vorgehen möglichst in der jeweiligen Indikation kopieren zu können. Einfache Anleitungen gibt es auch in gedruckter Form. Doch wie kann man die Patienten motivieren, wenn Studienergebnisse noch nicht überzeugen? Vielleicht hilft ja ein Erfahrungsbericht. Erneut lassen wir Christian Heinrich sprechen:

> »Mein Tage gleichen einem Formel-1-Rennen: Direkt beschleunigt, als ich 10 Minuten zu spät aufgestanden bin, und bin seitdem nicht mehr runter vom Gas. [... J]etzt am frühen Nachmittag, endlich ein Boxenstopp. Wie einen Boxenstopp soll ich mir das mit dem bewussten Atmen vorstellen, hat Thomas Loew gesagt. Loew ist Professor für Psychosomatik an der Universität Regensburg – und international bekannter Experte im Bereich Atmen. Deshalb habe ich ihn angerufen. Ich wollte mich einige Tage mit dem Atmen beschäftigen, obwohl mir die Aussicht anfangs nicht ganz geheuer war. Das ganze erschien mir etwas zu spirituell, zu abgehoben. Umso erleichterter war ich, als Loew mir die paar Minuten des bewussten Atmens, die man mindestens einmal am Tag einbauen sollte, als Boxenstopp beschrieb. Ich bin ein Auto. Das gefällt mir. [...]
>
> Ich sitze also vor einer Uhr und versuche, in einem bestimmten Rhythmus zu atmen. Vier Sekunden ein, sieben Sekunden aus. Entschleunigte Atmung heißt das Konzept. Anfangs kostet es eine Menge Mühe, die Vorgaben einzuhalten. Ich bin genervt und stelle alles in Frage. Warum soll ich Energie in etwas investieren, was mein Körper von selbst macht, ohne dass ich nur einen Gedanken daran verschwenden muss? [...] Doch ein paar Minuten will ich der Sache geben und das – das weiß ich heute – ist genau die Zeit, um eine Tür aufzustoßen. Bald habe ich mich offenbar an den neuen Atemrhythmus gewöhnt, ich schaue fast nur noch zur Kontrolle auf die Uhr. Und während ich mich selbst beim Atmen beobachte, dämmert mir, dass ich jahrzehntelang ignorant gewesen bin. Mein Atem ist mein Leben, angefangen vom ersten Schrei nach der Geburt bis zum letzten Hauch, der hoffentlich weit weg ist. Jeden Tag atmet ein Mensch 20.000 mal ein und aus. Wie konnte ich diesem Wunder niemals Aufmerksamkeit widmen? Das Entschleunigte Atmen lässt mich meinen Körper bewusst spüren. Meine Lungen füh-

> len sich beim Einatmen mit Luft, ein erhebendes Gefühl, beim Ausatmen ist es, als halte alles in mir vollkommen entspannt inne. Es kommt mir vor, als spürte ich den Rhythmus des Lebens. [...]
>
> Letztlich geht es vor allem um Stressbewältigung [...]. Stress drückt auf die Gesundheit; er kann zu Bluthochdruck, zu Arterienverkalkung, zu chronischen Krankheiten führen. [...] Mit der Entschleunigten Atmung verordne ich meinem Körper eine ähnliche Ruhe, wie sie sich beim Schlafen einstellt. Die Zellen können sich regenerieren, die Körperrhythmen harmonisieren sich, von der Gehirnaktivität über den Puls bis hin zur Atmung.
>
> [... N]ach zwei Wochen ist sie [die Entschleunigte Atmung] für mich ein regelrechter Anker im Tagesablauf geworden. Nach dem Mittagessen nehme ich mir 5 Minuten vor [...]. Ein Boxenstopp, an den ich mich gewöhnen kann« (Heinrich, in gesund leben, das AOK-Magazin, S. 23-24, www.rps-aok.de, 2017).

Viele Menschen sind überzeugt davon, dass sie ja schon viel für ihre Entspannung tun: Sie praktizieren regelmäßig Thai Chi oder Yoga. Da sind entsprechende Übungen doch schon integriert, könnte man meinen. Doch weit gefehlt: Leinberger et al. (2018) konnten in einer kontrollierten, randomisierten Studie während eines Forschungsaufenthaltes in Indien zeigen, das Yoga alleine nicht genügt. Es ist sinnvoll, für Notsituationen mehrere Entspannungstechniken zu lernen: Das Entschleunigte Atmen ist dabei eine wichtige Komponente, funktioniert aber leider nicht bei jedem. Auch die körperbezogenen Methoden funktionieren – wie SURE, das nachweislich tranceinduzierend wirkt (Kutz & Loew, 2010), oder repetitives bilaterales Stimulieren mit Elementen, die psychisch entspannen und gleichzeitig beide Hirnhälften aktivieren, was Dissoziieren entgegenwirkt –, aber eben nicht bei jedem. Deshalb sollte man sich mehrere Techniken aneignen oder auch Prinzipien vertiefen. Daneben gibt es ganz elegante Interventionen, wie die Funktionelle Entspannung, die verschiedene Prinzipien integrieren, aber doch ein wenig Vertiefung benötigen (einige Stunden Anleitung statt einiger Minuten). Dabei konnte aber auch gezeigt werden, dass die Teilnehmer an der Studie, die regelmäßig Yoga praktizierten, grundsätzlich auch von den Selbstregulationstechniken profitieren konnten, und zwar noch besser als die Teilnehmer, die wenig oder kein Yoga machten.

Medizinisches Gebiet	**Indikation**
Notfallmedizin, Rettungsdienst, Flugmedizin	Panikattacke
Augenheilkunde, Chirurgie, Gastroenterologie, Gynäkologie, Kardiologie, Urologie, Zahnmedizin	Ablenkung von der Behandlung, Selbstberuhigung
Psychiatrie, Psychotherapie, Psychosomatik	Selbstberuhigung in Krisen, Entspannungsoptimierung
Pneumologie	Rauchentwöhnung
Neurologie, Neuropädiatrie	In der Migräne-Aura zur Reduktion der Anfallswahrscheinlichkeit oder Bekämpfung der Übelkeit, bei Seekrankheit, evtl. bei Epilepsie, evtl. in der Schlaganfallsprophylaxe
Anästhesie	OP-Vorbereitung, Selbstberuhigung
Innere Medizin	Selbstberuhigung während diagnostischer Maßnahmen
Ärztliche Hypnose	Zur Unterstützung bei der Einleitung oder Vertiefung
Dermatologie	Evtl. bei Juckreiz
Augenheilkunde	Evtl. bei manchen Glaukomformen
Logopädie	Evtl. beim Stottern
Geburtshilfe	Schwangerschaftserbrechen, in den Monaten vor der Geburt zur Entlastung, in der Wehenpause

Tabelle 6: Weitere mögliche Indikationen

Eine Zusammenstellung der wirksamen Settings zeigt Abbildung 12.

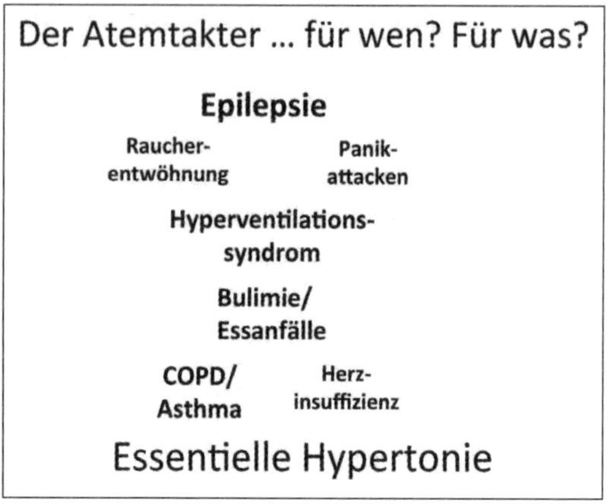

Abbildung 12: Eine Zusammenstellung der wirksamen Anwendungsmöglichkeiten

Auch für Kinder geeignet?

Kinder atmen grundsätzlich schneller als Erwachsene. Man sieht eine Beziehung zum Körpergewicht, das heißt: Wiegen Kinder so viel wie Erwachsene, haben sich auch dieselbe Atemruhefrequenz. Unter Belastung beschleunigen Kinder natürlich auch ihre Atmung, manchmal bis auf 30 Atemzüge pro Minute. Nur wenige der hier zitierten Studien sind an Kindern und Jugendlichen durchgeführt worden, etwa die Studie zur Behandlung von Asthma bronchiale mit Funktioneller Entspannung (siehe S. 44f.). Diese Studie zeigt auch, dass Kinder mit einer angeleiteten einfachen Unterweisung zurechtkommen können. Nun ist es mit dem EA wesentlich einfacher. Allerdings kann der langsame Rhythmus gerade Kindergarten- und Schulkinder überfordern, ab dem zwölften Lebensjahr dürfte es jedoch kein Problem mehr sein. Mein Tipp: Beobachten Sie die Ruhefrequenz des Kindes (15 bis 18 Atemzüge pro Minute) und halbieren Sie diese Zahl. Ein- und Ausatemphasenlängen finden Sie in Tabelle 7 auf Seite 104. Auch bei Kindern kann man mit einer App, leichter noch mit einem Atemtakter, den es auch in Spielzeug (www.taxxos.de) oder in Kissen eingebaut gibt, arbeiten.

Wenn das Kind damit Schwierigkeiten hat, setzten Sie einfach das EA bei sich selbst ein! Sie werden sehen, in wenigen Minuten passt sich das Kind an, wie wir in den Kinderpsychotherapien sehen, die dieses Konzept benutzen. Das grundsätzliche Prinzip, das sich dahinter verbirgt, ist die Fähigkeit jedes Menschen, Mimik, Gestik und Verhalten anderer – und damit in unserem Fall das Atemmuster – unbewusst zu kopieren (Loew, 2017).

Übrigens ist Singen nichts anderes als eine Form des Entschleunigten Atmens. Sehen Sie sich einfach das Versmaß der Textzeilen an und wann (und wie lange) Zeit zum Luftholen ist. Viele Kinderlieder erfüllen das Kriterium »sechs Sekunden Ausatmen«. Allerdings scheint die klinische Wirksamkeit des EA ohne Text besser zu sein. Auch das Übersetzen der Atemphase in begleitende Bewegungen mit den Fingern verbessert die Ergebnisse.

Indikationen bei Kindern können sein: Prüfungsangst, Spritzenangst und ähnliche, soziale Ängste, Nervosität/Aufregung (EA zur Selbstberuhigung), Konzentrationsförderung (siehe S. 62), Steuerung des Appetits bei Übergewicht (siehe S. 62), Bluthochdruck, den es auch bei Kindern geben kann, und natürlich Asthma bronchiale, unabhängig von der Ursache, also auch bei Allergien, da es auf die Symptome zielt. Bei psychosomatischen Kopf- oder Bauchschmerzen und Stress kann es ebenfalls versucht werden. Auch »Atemtherapie plus« (siehe oben), das heißt, einen Kurs in Autogenem Training für Kinder zu machen oder Funktionelle Entspannung zu lernen, ist eine Möglichkeit (siehe auch www.dgaehat.de; www.afe-deutschland.de). Daneben wird manchmal auch Kinder-Yoga angeboten, das Atementspannung beinhaltet, und dies wird auch in manchen Kampfsportarten praktiziert, zum Beispiel beim Aikido.

Atemzüge in Ruhe pro Minute	EA	Dauer des Atemzugs in Sekunden	Dauer Einatmung in Sekunden	Dauer Ausatmung in Sekunden
12	6	10	4	6
13	6,5	9	3	6
14	7	8	3	5
15	7,5	8	3	5
16	8	7	3	4
17	8,5	7	3	4
18	9	6	2	4

Tabelle 7: Atemzuglängen bei Kindern

... und für Senioren?

Selbstverständlich eignet sich das Konzept auch für Ältere. Gerade als »Einschlaf-Hilfe« oder um Ängste vor medizinischen Maßnahmen zu reduzieren (z. B. vor dem Kathederisieren, vor Blutentnahmen oder Spritzen), sollte EA eigentlich von jedem am Patienten Tätigen im Gesundheitswesen gekannt und bei Bedarf angewandt werden. Ebenso ist EA auch im hohen Alter zur Selbstberuhigung und zur Psychohygiene einsetzbar. Hier ist der mechanische Atemtakter mit dem Vibrationssignal ein ideales Angebot, insbesondere wenn die Aufregung zu groß ist oder es mit dem Zählen schon etwas hapert. Auch hier gilt:

1. Man kann nichts verkehrt machen. Wenn es nicht klappt oder eher einen subjektiv wahrgenommenen gegenteiligen Effekt hat: einfach wieder bleiben lassen.
2. Ist die »Zielperson« nicht in der Lage, den Anweisungen selbstständig zu folgen, reicht es oft schon, wenn der Anleiter selbst einige Minuten EA anwendet. Die Fähigkeit, unbewusst andere Menschen zu kopieren, insbesondere die, die einem gerade gegenüber sind, funktioniert lange wie von selbst, auch ohne Worte. Und hinsichtlich des Singens

gilt natürlich dasselbe. Hier dürfen es auch gerne Kirchenlieder, Choräle etc. aus der Jugend der Person, um die es gerade geht, sein.

Das Beste kommt zum Schluss

Man kann um viele physiologische Ecken herum denken, um ein plausibles Modell zu entwickeln, warum Zigarettenrauchen bzw. der darin enthaltene Wirkstoff Nikotin einmal beruhigend und einmal anregend wirken kann. Durch ein Ansteigen der Konzentration alleine und einer sich damit verändernden Sättigung an den Rezeptoren können die klinischen Effekte nicht ausreichend begründet werden, zumal das Nikotin den Parasympathikus akut komplett blocken kann. Ganz anders verhält es sich, wenn man sich vor Augen führt, was passiert, wenn ein Raucher genüsslich inhaliert: Er atmet so entschleunigt, dass die positiven Effekte psychisch und auf der Kreislaufebene die pharmakologischen Nikotineffekte, also die anregenden Komponente, überkompensiert. Bei normaler Atemfrequenz oder hektischem Ziehen (Atembeschleunigung) bleiben die besagten beruhigenden Effekte über die Atmung aus, die anregende Nikotinwirkung schlägt voll durch.

Aber, es geht noch weiter: Japanische Forscher, die sich mit dem Riechen beschäftigen, konnten zumindest bei Ratten herausarbeiten, dass die Konfrontation mit einem Geruch in Zusammenhang mit einer Modulation des Atemrhythmus steht, denn die beiden Nervenzellsysteme, die im Geruchszentrum des Gehirns aktiv sind, entwickeln ihre Aktivität nicht gleichzeitig, sondern zweiphasig in Abhängigkeit vom Atemrhythmus. Das heißt, »gerochen« wird nur bei der Einatmung. Während des Schlafes funktioniert diese Atemsteuerung durch Geruch allerdings nicht (Manabe & Mori, 2013). Einer unserer Ausgangspunkte war ja der hohe Blutdruck: Immerhin findet sich schon eine placebokontrollierte randomisierte Studie, die eine Aromatherapie beim Bluthochdruck untersuchte, und mehrere kontrollierte Studien, auch wenn die Schlussfolgerungen in der Metaanalyse von Hur et al. (2012) dies noch zurückhaltend interpretieren. Bei der Indikation Stress sieht das schon besser aus: 2014 kam aus derselben Arbeitsgruppe (Hur et al.) eine weitere Metanalyse, die in der Zusammenschau von immerhin vier randomisierten, kontrollierten Untersuchungen mit zusammen 80 Teilnehmern Effekte auf das psychologisch testbare Stressverhalten hatten, jedoch nicht auf die Cortisolspiegel in Speichel oder Blut.

Was heißt das für EA? Schnüffeln oder Riechen an einer duftenden Blume, einem guten Essen, feinem Getränk, das auch ein Tee sein kann, einer Duftkerze, einem Aromastäbchen, -lämpchen oder einem angenehmen Parfüm verlangsamt unwillkürlich das Atmen. Das wäre doch ein schöner Auftakt, eine Einheit EA anzuhängen: 4711 (4 Sekunden einatmen, 7 Sekunden ausatmen); es müssen aber nicht unbedingt 11 Minuten sein, drei tun es in den meisten Fällen auch schon, wie die Studien zeigen. Genießen Sie es!

Danksagung

Bereits vor 35 Jahren habe ich *den* Platz zum Bücherschreiben entdeckt, am paradiesischen östlichen Ufer des Lago Maggiore, den See vor meinen Augen ... Palmen, die Schatten spenden, ein kleiner botanischer Park wie im Märchen. Dazu die beste italienische Küche des Hotel Camin in Colmegna mit der definitiv schönsten Seeterrasse.

Im Sommer 2014 wurde es Wirklichkeit. Allen voran, liebe Lara, Danke für deine Gastfreundschaft und dass ich mich unter deinem Dach wie zu Hause, Danke, Carlo, auf deinem Boot wie auf meinem eigenen fühlen darf, stellvertretend für alle Mitglieder meiner Patchwork-Großfamilie. Danke der Gemeinde von Laveno für das grandiose Feuerwerk an Ferragosto. Ich könnte jetzt nicht mehr zuordnen, welche Idee ich wann hatte, aber dieses Buch gäbe es ohne den Lago, die stimmungsvolle Natur und die Ruhe, die ich bei euch gefunden habe, nicht.

Inhaltlich darf ich mich bei allen bedanken, die mich während der Beschäftigung mit dem Atmen begleitet und »in-spiriert« haben: meinen Kolleginnen und Kollegen der Arbeitsgemeinschaft für Funktionelle Entspannung, der Arbeits- und Forschungsgemeinschaft für Atempädagogik/Atemtherapie e. V. (AFA), die mir eine weitere wissenschaftliche Beschäftigung mit den Themen ermöglichte, Joachim Galuska stellvertretend für die Stiftung Bewusstseinswissenschaften und die Heiligenfeldgruppe, deren Förderung ich seit nunmehr 15 Jahren genießen darf; Frau Heidrun Fehrl, die mich auf den *Atemtakter* und das, was dahinter steckt, aufmerksam machte und dieses Konzept mit Engagement,

No-Budget und langem Atem weiter voranbrachte; der Familie Zettl mit ihren Unternehmen Römerbad- und Kaiser-Trajan-Kliniken, Bad Gögging, die mir seit 2014 ermöglichen, den heutigen (Stellen-)Wert der Naturheilverfahren in der Medizin zu durchdenken und so manchen neuen Gedanken gebracht haben.

Außerdem danke ich allen Wissenschaftlerinnen und Wissenschaftlern, die das Thema Atem mitdenken und dazu forschen. Namentlich erwähnen möchte ich hier nur Dr. Alfred Lohninger, Wien, der dem »Atem-Zug« durch seine Erfahrung mit der Herzratenvariabilitätsmessung (www.lebensfeuer.com) zusätzlichen Schub verliehen hat.

Ich danke meinem Arbeitgeber, dem Freistaat Bayern, der die Freiheit in Forschung und Lehre tatsächlich lebt, und der Deutschen Rentenversicherung Bayern Süd, an deren Klinik Donaustauf Platz für modernste Pneumologie und Psychosomatische Medizin ist, getreu dem Motto: *»Hier atmen Sie auf …«* Dank auch meinen Doktorandinnen und Doktoranden sowie meinen Mitarbeiterinnen und Mitarbeitern, durch deren wohlwollende Unterstützung die Regensburger Wissenschaft erst möglich wird, und last but not least meinen Patientinnen und Patienten, von denen ich jeden Tag viel lernen darf.

Thomas H. Loew

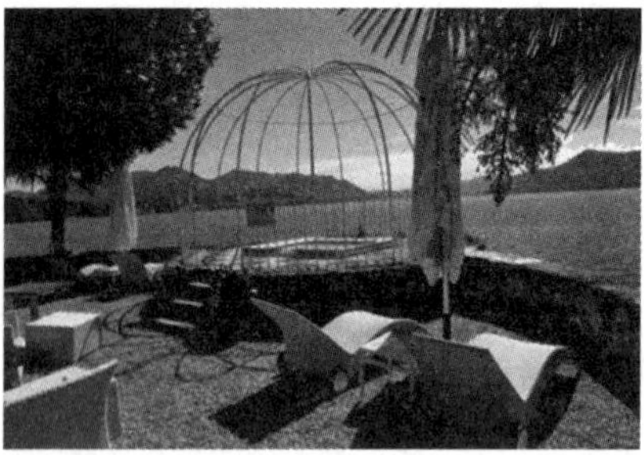

Eine frische Brise …

Anhang

Faltschema

Hier sehen Sie ein Faltschema für einen Dokumentationsbogen aus einem DIN-A4-Blatt. Die gestrichelten Linien dienen zur Orientierung. Die durchgezogenen Linien müssen gefalzt werden. Die sieben horizontalen Linien, die durch die beiden vertikalen begrenzt werden, sind etwas über 10 cm lang. Bitte nicht systematisch markieren und die Linien von oben nach unten nutzen, sondern das Blatt vor jedem Messen drehen oder wenden, sich eine Linie aussuchen und dann Datum und Uhrzeit jeweils im Feld links oben notieren. Nach 14 Tagen wird die Markierung ab der 0-Linie mit einem Lineal ausgemessen und in eine Tabelle übertragen.

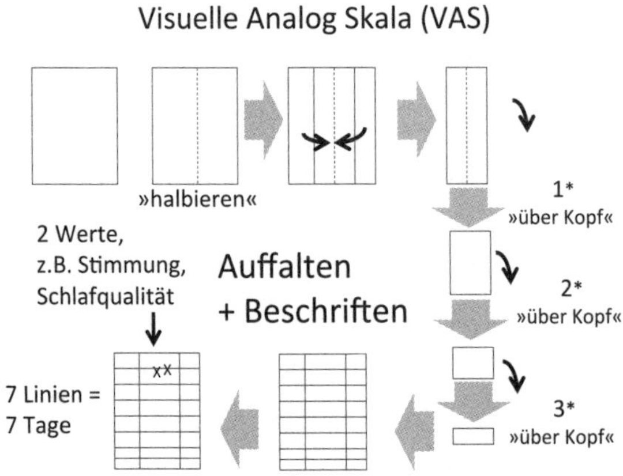

Auf einem Dokumentationsbogen können auch mehrere Symptome auf einer Linie markiert werden, zum Beispiel Schlafqualität durch Strich, Belastung durch chronischen Kopfschmerz rückwirkend für die letzten 24 Stunden durch einen kleinen Kreis, Tinnitus-Belastung für die letzten 24 Stunden durch ein kleines Quadrat, Stimmung in den letzten 24 Stunden durch ein kleines Dreieck.

Glossar

Atemminutenvolumen
Ein Messwert, der bei der Lungenfunktionsmessung erhoben wird und die Menge Luft beschreibt, die pro Minute geatmet wird.

Atemtakter
Ein Gerät, dass bestimmte Rhythmen wahrnehmbar machen kann. Dies kann über verschiedene Sinneskanäle erfolgen: über das Gehör, über Lichtsignale oder den Tastsinn, je nach Notwendigkeit. Natürlich kann man es auch still selbst auszählen (4 Sekunden einatmen, 6 Sekunden ausatmen), aber erfahrungsgemäß gelingt das vielen nicht über mehrere Minuten und schon gar nicht unter Stress.

Atemtherapie
Ein Überbegriff, der Interventionen, bei denen die Atmung eine gewichtige Rolle spielt, zusammenfasst; darunter fallen sowohl physiotherapeutische wie psychotherapeutische Zielsetzungen.

Autonome Kardiopathie (KP)
Eine Erkrankung des Herzens, die aufgrund unterschiedlicher Ursachen auftreten kann, zum Beispiel bei Stoffwechselerkrankungen wie der Zuckerkrankheit. Bei der autonomen KP ist auch die Herzrhythmusregulation betroffen.

Basalganglien
Im Mittelhirn gelegene funktionelle Nervenzentren, in denen die Feinmotorik reguliert wird. Ein Ausfall in diesem Bereich führt zum Beispiel zur Schüttellähmung.

Bias
Ein statistischer Fehler, der durch eine einseitige Auswahl von Patienten oder bestimmten Zielsetzungen bei medizinischen Studien entstehen kann.

Biofeedback
Eine Behandlungstechnik, die das Monitoren von Körperfunktionen wie Atmung, Pulsfrequenz, Hauttemperatur und Hautwiderstand umfasst, dem Patienten in Echtzeit in Maß und Zahl zum Beispiel auf einem Bildschirm zur Verfügung stellt und verbunden wird mit Interventionen wie Atem- und körperorientierten oder mentalen Entspannungsübungen, die durch Biofeedback auf ihre Effizienz überprüft werden können.

Buteyko
Eine Form von Yoga.

Compliance
Beschreibt, wie gut sich ein Patient an die ihm verordneten Maßnahmen und Medikamentenpläne hält.

Dominante Hand
Bei Rechtshändern die rechte, bei Linkshändern die linke Hand.

Echokardiografische Mikroanalyse
Neben den Ultraschalluntersuchungen, die das ganze Herz darstellen, die Pumpfunktion, die Wanddicke oder die Durchflüsse, kann man auch Ausschnitte der Herzwand genauer betrachten, etwa die Muster, wie sich die Muskeln der Herzwand zusammenziehen oder wieder aufdehnen.

Ergotroph
Energie bereitstellend, um aktiv werden zu können (= sympathikoton).

Forcierte Ausatmung
Stammt aus der Lungenfunktionsmessung: Mit der forcierten Ausatmung wird der stärkste erzeugbare Atemstrom bezeichnet, der aufgezeichnet und ausgewertet werden kann.

Formel
Begriff aus dem Autogenen Training: »Arm wird schwer«, »Arm wird warm«, »mein Körper wird ganz warm«, »mein Atem wird tief und ruhig«, »mein Herz schlägt ruhig und fest«, »Sonnengeflecht (die Oberbauchregion) strömend warm«, »Stirne angenehm kühl«; auch sogenannte posthypnotische Empfehlungen, denn das Autogene Training ist auch eine Form der Selbsthypnose, und tatsächlich kann man dabei in Trance geraten und sich selbst Empfehlungen geben, die das Leben leichter machen können, wie die Formel: »Konzentriert und entspannt, sind mir alle Vokabeln bekannt.«

Herzinsuffizienz
Herzschwäche aufgrund unterschiedlicher Ursachen.

Hitzeflash
Eine schnelle, plötzliche Erweiterung der kleinen Gefäße im Gesicht oder im Dekolleté verbunden mi einem intensiven, subjektiven Wärmegefühl; psychosomatisches Symptom oder im Zusammenhang mit Hormonstörungen oder den Wechseljahren.

Homöostase
Erhalt eines biologischen Gleichgewichts basierend auf den individuellen Selbstregulationsmöglichkeiten.

Hyperventilation
Schnelle, tiefe Atemzüge führen durch ein beschleunigtes Abatmen von Kohlendioxid zu einer Erniedrigung des entsprechenden Blutspiegels und zu einer Ansäuerung, die zu Angstsymptomen und Krämpfen führen kann, der sogenannten Tetanie. Eine Verlangsamung der Atmung löst das Problem wieder (siehe auch entsprechenden Abschnitt im Buch).

Hypothalamus
Bedeutet wörtlich: Die Region unterhalb des Thalamus, der auch als das »Tor zum Bewusstsein« bezeichnet wird. Er ist ein Teil des Limbischen Systems, das für die Gefühle zuständig ist.

Impulskontrollstörung
Jeder Handlung geht eine »Impuls« voraus, der Vorgang, der aus einem Gedanken eine Tat werden lässt. Versagt die Kontrolle darüber, werden praktisch zu viele oder die falschen Gedanken zur Tat, zum Beispiel bei Suchterkrankungen, Essstörungen, Zwangsgedanken oder -handlungen.

Impulsregulation
Nicht jede Triebregung führt zu einer Umsetzung; wir können prüfen, ob die Handlung der jeweiligen Situation oder den übergeordneten Zielen gerecht werden würde, und können unser Tun entsprechend eindämmen.

Kapillarpuls
Die Pulswelle, die vom Herzen kommend bis in die entfernten Gewebestrukturen zu spüren ist, zum Beispiel in der Fingerbeere.

Kardiomyopathie
Herzmuskelerkrankung aus unterschiedlichen Gründen.

Kohlendioxid-Partialdruck
Ein Wert, der die Menge gelösten Kohlendioxids im Blut beschreibt.

Kohortenstudie
Eine wissenschaftliche Untersuchung, bei der zwei Gruppen verglichen werden, die sich nicht aus Individuen zusammensetzen, die zufällig der einen oder anderen Gruppe zugeordnet werden, sondern anhand des Behandlungszeitraums: Erst wird die eine Therapieform angeboten und die Ergebnisse ausgewertet, dann komm die nächste dran.

Komplementäre Medizin
Eine andere Bezeichnung für Alternativmedizin im Gegensatz zur konventionellen oder schlechter Schulmedizin. Damit werden auch Therapieangebote beispielsweise aus der Naturheilkunde oder der Erfahrungsmedizin bezeichnet, die schulmedizinische Behandlungen ergänzen können.

Konditionierung
Eine verhaltenstherapeutische Intervention: Das klassische Experiment dazu von dem russischen Physiologen Pawlow beinhaltete Folgendes: Ein Hund hörte einige Male parallel zur Futtergabe den Klang einer Glocke. Nach einiger Zeit begann der Speichel zu fließen, allein wenn er den Ton hörte.

Limbisches System
Dies ist das funktionelle System im Gehirn, das die Gefühle und die Erinnerung daran verarbeitet.

Meditation
Eine Technik, die es ermöglicht, mehr Achtsamkeit hinsichtlich der Welt, der eigenen Körperfunktionen oder der Gedanken zu erreichen, die langfristig auch zu mehr Zufriedenheit oder besserer Konzentrationsfähigkeit führt.

Metaanalyse
So wird die Zusammenstellung mehrerer Studien im Vergleich zur selben Indikation oder Intervention genannt. Sie dient letztlich zur Einschätzung der Methode in der Zusammenschau.

Neurotransmitter
Botenstoffe, die hauptsächlich im Gehirn wirken; dabei darf man aber nicht vergessen, dass Nervenzellen – und damit auch Neurotransmitteraktivität – im ganzen Körper zu finden sind, zum Beispiel im Darm. Deshalb wirken mache Medikamente, die eigentlich im Gehirn wirken sollen, auch im Magen-Darm-Trakt.

Panikattacke
Plötzliche, sehr starke Angst ohne ersichtlichen Grund, manchmal bis zur Todesangst, wie eine Art »Anfall«, der normalerweise nur einige Minuten anhält. Wird die Situation krankhaft, nimmt die Anzahl der Attacken zu, bis hin zu mehrmals täglich.

Parasympathikus
Der Anteil des vegetativen oder autonomen Nervensystems, das den Stoffwechsel, die Verdauung und die Regeneration bis herunter auf die zelluläre Ebene steuert.

Pathologischer Atemwegswiderstand
Der Atemwegswiderstand wird mit der Lungenfunktion gemessen. Ist er erhöht, ist das ein Anzeichen einer Lungenkrankheit.

Phobien
Erkrankungen aus der Gruppe der Angststörungen. Die Besonderheit besteht darin, dass die Symptome im Gegensatz zu den anderen Angsterkrankungen auf etwas gerichtet sind, das heißt, eigentlich wäre es nicht Angst, sondern Furcht: vor anderen Menschen (Soziophobie), engen Räumen (Klaustrophobie), freien Plätzen (Agoraphobie), Spinnen (Arachnophobie) etc. Die Be-

handlung ist primär psychotherapeutisch, je nach Schweregrad kombiniert mit Medikamenten.

Pranayama
Eine Form des traditionellen Yoga, das besonders auf die Atmung zielt und nachweislich wirksam in der Krankenbehandlung für spezifische Indikationen, wie Asthma oder Hypertonie, ist.

Renin-Angiotensin-Aldosteron-System
Es umfasst Hormone, die Blutdruck sowie Wasserhaushalt und die Blutsalze regulieren. Bei Fehlen von Flüssigkeit oder reduzierter Nierendurchblutung wird von der Niere Renin produziert, das in der Leber die Bereitstellung von Angiotensin verursacht. Renin verwandelt das noch nicht wirksame Angiotensinogen in den Botenstoff Angiotensin, der über einen weiteren Umbau über zwei Zwischenstufen dann auf die Muskulaturspannung der Gefäßwände wirkt und die Produktion von Aldosteron in der Nebenniere bewirkt, das ein Auffüllen der Wasser- und Salzspeicher im Körper bewirkt. Bei der medikamentösen Bluthochdruck-Therapie werden diese Hormon- und Botenstoffsysteme hemmend beeinflusst.

Rezeptoren (Dehnungsrezeptoren)
Sie finden sich in den Gefäßwänden, insbesondere der Halsschlagadern und stehen in Verbindung mit dem autonomen Nervensystem über das die Pumpleistung und die Gefäßwandspannung wiederum auf verschiedenen Wegen beeinflusst werden.

Schlafapnoe
Der Schlaf ist im Laufe einer Nacht mal mehr und mal weniger tief. In manchen Phasen erschlafft die Rachenmuskulatur so stark, dass die Atmung dadurch behindert wird und für Sekunden aussetzt. Das stresst den Körper so, dass der Schlaf flacher wird und weniger erholsam. Manche Menschen haben auch Atemaus-

setzer, weil die zentrale Regulation gestört ist, mit dem selben Resultat.

Signifikanter Unterschied
Ein Begriff aus der Statistik. Werden die Werte von zwei Gruppen verglichen, ist der Unterschied so groß, dass er kein Zufall mehr sein kann, sondern durch einen äußeren Faktor bedingt ist, etwa die Behandlungsmethode.

Sinusarrhythmie
Eine Form von Herzrhythmusstörungen.

Surrogat
Ein »Ersatz«-Wert, der mit einem anderen Wert bekannterweise in Zusammenhang steht, der nicht so leicht gemessen werden kann.

Sympathikotonus
Die »Grundspannung« des autonomen Nervensystems ist erhöht, der Mensch ist körperlich und seelisch gestresst.

Sympathikus
Der Anteil des autonomen Nervensystems, der auch als der »Antreiber« bezeichnet wird. Über dieses funktionelle System wird dem Körper Leistung zur Verfügung gestellt: Das Herz schlägt schneller, der Blutdruck steigt, die Verdauung wird gebremst, die Schweiß-Zusammensetzung verändert sich, die Atmung wird intensiver.

Taktiler Stimulus
Ein Reiz, der den Tastsinn anspricht.

Thalamus
Eine Hirnregion, die auch als das »Tor zum Bewusstsein« bezeichnet wird. Sinneseindrücke können bereits vorher in tieferen

Hirnarealen Wirkung entfalten, werden aber noch nicht bewusst wahrgenommen.

Totalkapazität
Ein Lungenfunktionswert, der das Gesamtvolumen der Atemwege beschreibt.

Trance-Induktion
»Trance« bezeichnet einen veränderten Bewusstseinszustand zwischen Schlafen und Wachen, wobei im Gegensatz zur absoluten Präsenz im Hier und Jetzt einzelne Sinneskanäle nicht durch reale Wahrnehmung stimuliert, sondern wie abgekoppelt erlebt werden. Dieser Zustand wird auch als Dissoziation bezeichnet. Zusätzlich kann in der Trance eine rege Fantasietätigkeit angestoßen werden; Menschen sind in diesem Zustand besonders suggestibel, gehen also leichter auf Anforderungen oder Anweisungen von anderen ein, ohne diese kritisch zu hinterfragen. Die Bereitschaft nimmt zu, eingefahrene Entscheidungswege zu verlassen oder Reaktionsmuster zu durchbrechen und quasi zu »überschreiben«. Ein relativ sicheres Zeichen, dass sich jemand in Trance befindet, ist das subjektive Gefühl, dass die Zeit schneller oder langsamer verstreiche.

Mit Induktion sind Techniken gemeint, die in der Hypnose eingesetzt werden, um eine andere Person in Trance zu versetzen. Dies kann zum Beispiel durch eine Lenkung der Konzentration auf immer weniger Sinneskanäle gelenkt werden.

Trophotroph
Den Stoffwechsel und die Zellregeneration fördernd.

Valsalva-Manöver
Der Herzrhythmus wird (logischerweise) durch die Atmung moduliert, da eine geblähte Lunge nach einem tiefen Atemzug auf das Herz drücken kann, das Herz weniger Platz im Brustkorb hat und deshalb schneller schlägt. Luftanhalten nach der Ausat-

mung für eine gewisse Zeit (z. B. 15 Sekunden) führt zu einer Verlangsamung der Herzfrequenz und im besten Fall bei bestimmten Herzrhythmusstörungen zu einer Normalisierung des Herzschlags. Bei dem nach dem Anatomen Antonio Maria Valsalva benannten Manöver wird mit starkem Druck gegen den geschlossenen Mund und die geschlossene Nase ausgeatmet, um unter anderem einen Druckausgleich, etwa beim Tauchen, zu erreichen.

Vitalkapazität
Lungenfunktionswert, wird in Litern gemessen und beschreibt das maximale Atemzugvolumen.

Zielvariable
Der Messwert, der sich durch eine Intervention verändern soll.

Abkürzungen

ADHS (Aufmerksamkeits-Defizit-Hyperaktivitäts-Syndrom)
Etwa 5% der Menschen leiden daran. Sie können sich nicht gut konzentrieren sondern, haben praktisch immer alle Sinne gleichzeitig »scharfgeschaltet«, sind also leicht ablenkbar. Das Denken erscheint manchmal schneller, als der Körper reagieren kann, was zu offensichtlichen Ungeschicklichkeiten führt. Verbunden ist damit häufig eine überschießende Kreativität, mit der das letztere Manko ausgeglichen werden soll. Die augenscheinlichen kreativen Ideen dienen dazu, den mangelnden Selbstwert, der aus dem stetigen Versagen resultiert, grandios zu kompensieren. Leider finden oft nur die Betroffenen selbst ihre Lösungsstrategien und Ideen gut. Häufig findet sich auch eine Störung der Impulskontrolle, ständige Suche nach Aufmerksamkeit und Ablenkung, Langeweile wird als unerträglich empfunden. Gefahren können schlecht abgeschätzt werden, da schlechte Erfahrungen nicht im Gedächtnis verankert bleiben. Auch ein chronisches Gefühl der Benachteiligung kann damit verbunden sein. Die Störung kann mit Medikamenten und Verhaltenstherapie behandelt werden.

ARAS (Aufsteigendes retikuläres aktivierendes System)
Teil des autonomen Nervensystems, praktisch ein zweiter Rhythmusgeber, der in unterschiedlichen Tagesphasen unterschiedliche Rhythmen generiert und organische Funktionsabläufe, z. B. den Stoffwechsel, mit taktet.

BRS (Barorezeptorsensitivität)
Die jeweilige Empfindlichkeit der Druckrezeptoren in den Arterien (Blutdruck).

CHF (engl. »chronic congestive heart failure«, chronische Herzschwäche)
Eine Herzerkrankung, etwa infolge von länger bestehendem Bluthochdruck, einer Herzentzündung oder Volumenbelastung des Körpers, zum Beispiel bei Übergewicht.

COPD (engl. »chronic obstructive pulmonary disease«, chronisch obstruktive Lungenerkrankung)
Eine der häufigsten Atemwegserkrankungen, zum Beispiel bei langjährigen Rauchern, wobei aufgrund der anhaltenden Entzündung der Luftwege vermehrt Schleim abgesondert wird, Lungenbläschen zerstört werden und sich die Atemwege verkrampfen, das heißt »verstopfen«, und die Lunge in der Folge überbläht wird, die Luft also schlecht wieder ausgeatmet werden kann.

EEG (Elektroenzephalografie)
Eine Messmethode, mit der die Hirnströme abgeleitet werden.

EMG (Elekromyogramm)
Messgerät, dass die Muskelaktivität misst.

FB (Fast Breathing)
Schnelles Atmen; als Kontrollbedingung für das Entschleunigte Atmen.

FE (Funktionelle Entspannung)
Entspannungsmethode nach Marianne Fuchs; wird im Text genauer erläutert.

fMRT (Funktionelle Magnetresonanztomografie)
Auch funktioneller Kernspinn genannt. Ein bildgebendes Verfahren, mit dem unter anderem unterschiedlich aktive Gehirnareale dargestellt werden können.

FR (Formatio retikularis)
Ein im Stammhirn angesiedeltes funktionelles Nerven-Netzwerk, das sich auch im Mikroskop gut von den umliegenden Strukturen abgrenzen lässt, weil es ein netzartiges Aussehen hat. Es ist die Hirnregion, in der das sogenannte Autonome Nervensystem seinen Ursprung findet, von dem in diesem Buch viel die Rede ist.

Hg (Chemisches Zeichen für Quecksilber)
Blutdruck wird im Millimeter-Quecksilbersäule gemessen.

HN (Hirnnerv)
Es gibt insgesamt zwölf paarige Hirnnerven, deren Ursprünge im Stammhirn sitzen und die vorwiegend Muskeln steuern, zum Teil glatte Muskulatur, die nicht willkürlich benutzt werden kann, etwa bei den sogenannten längsgestreiften Muskelsträngen in den Verdauungs- oder Atemorganen, zum Teil quergestreifte Muskulatur (d.h. der willkürlichen Inervation zugänglichen) wie die Skelett- oder indirekt die Herzmuskulatur.

HRV (Herzratenvariabiliät)
Maßzahl, die aus dem EKG abgeleitet wird und eine Bestimmung des aktuellen Status hinsichtlich der Stressbelastung und – in begrenztem Maße – auch hinsichtlich der allgemeinen körperlichen Verfassung und des Gesundheitszustandes erlaubt.

P(M)R (Progressive (Muskel-)Relaxation)
Eine Entspannungsmethode, die ursprünglich in den 1920er Jahren von dem Psychiater und Psychoanalytiker Edmund Jacobson entwickelt wurde. Das Prinzip ist, durch das abwechselnde Spü-

ren von isometrischem Anspannen (d.h. die Länge der Muskeln bleibt dieselbe, nur die eingesetzte Kraft wird gesteigert, dann für 6 Sekunden gehalten) und Lockerlassen in verschiedenen Muskelgruppen zu lernen, wie sich Entspannen anfühlen sollte, und dies durch häufiges Wiederholen zu erleichtern. Da das Entspannen von Muskeln auch die Psyche entspannt, heißt die Methode nun auch nicht mehr nur Muskelentspannung, sondern Progressive »Entspannung« oder »Relaxation«, wobei »progressiv« voranschreitend bedeutet, das heißt, man arbeitet sich von Muskelgruppe zu Muskelgruppe vor. PR ist die klassische Entspannungsmethode, die von den meisten Menschen gut gelernt werden kann (in Kursen, über Apps, z.B. der AOK-Entspannungs-App, oder über Youtube).

RCT (randomized controlled trial)
Wissenschaftliche Studie, bei der mindestens zwei Gruppen verglichen werden, zum Beispiel unterschieden durch die angewendeten Therapiemethoden, und die Zuteilung nach dem Zufallsprinzip erfolgt. So kann eine eventuelle Wirksamkeit wissenschaftlich nachgewiesen werden.

RR (Riva-Rocchi [ital. Physiologe])
Alternative Bezeichnung für Blutdruck (-Messwert bzw. -Messung).

SPB (Slow Paced Breathing)
Die englische Bezeichnung für Entschleunigtes Atmen; man kann es auch in umgekehrter Reihenfolge in der wissenschaftlichen, englischen Literatur finden: Paced Slow Breathing (PSB).

Abbildungen und Tabellen

Abbildungen

Tabellen

Literatur

Adhana R., Gupta R., Dvivedii J., Ahmad S. (2013) The influence of the 2:1 yogic breathing technique on essential hypertension. Indian J Physiol Pharmacol, 57(1): 38–44.

Allen B., Friedman B.H. (2012) Positive emotion reduces dyspnea during slow paced breathing. Psychophysiology, 49(5): 690–696.

Apps L.D., Mitchell K.E., Harrison S.L., Sewell L., Williams J.E., Young H.M., Steiner M., Morgan M., Singh S.J. (2013) The development and pilot testing of the self-management programme of activity, coping and education for chronic obstructive pulmonary disease (SPACE for COPD). Int J Chron Obstruct Pulmon Dis, 8: 317–327.

Bertisch S.M., Schomer A., Kelly E.E., Baloa L.A., Hueser L.E., Pittman S.D., Malhotra A. (2011) Device-Guided Paced Respiration as an Adjunctive Therapy for Hypertension in Obstructive Sleep Apnea: A Pilot Feasibility Study. Applied psychophysiology and biofeedback, 36(3): 173–179.

Borge C.R., Hagen K.B., Mengshoel A.M., Omenaas E., Moum T., Wahl A.K. (2014) Effects of controlled breathing exercises and respiratory muscle training in people with chronic obstructive pulmonary disease: results from evaluating the quality of evidence in systematic reviews. BMC Pulmonary Medicine, 14: 184.

Boulet L.P., Boutin H., Côté J., Leblanc P., Laviolette M. (1995) Evaluation of an asthma self-management education program. J Asthma, 32(3): 199–206.

Braam L.A., Ocké M.C., Bueno-de-Mesquita H.B., Seidell J.C. (1998) Determinants of obesity-related underreporting of energy intake. Am J Epidemiol, 147(11): 1081–1086.

Brook R.D., Appel L.J., Rubenfire M., Ogedegbe G., Bisognano J.D., Elliott W.J., Fuchs F.D., Hughes J.W., Lackland D.T., Staffileno B.A., Townsend R.R., Rajagopalan S., American Heart Association Professional Education Committee of the Council for High Blood Pressure Research, Council on Cardiovascular and Stroke Nursing, Council on Epidemiology and Prevention, and Council on Nutrition, Physical Activity (2013) Beyond medications and diet: alternative approaches to lowering blood pressure: a scientific statement from the american heart association. Hypertension, 61(6): 1360–1383.

Bruton A., Thomas M. (2011). The role of breathing training in asthma management: Current Opinion in Allergy and Clinical Immunology, 11(1): 53.

Cernes R., Zimlichman R. (2015). RESPeRATE: the role of paced breathing in hypertension treatment. J Am Soc Hypertens, 9(1): 38–47.

Clark M.E., Hirschman R. (1990) Effects of paced respiration on anxiety reduction in a clinical population. Biofeedback Self Regul, 15: 273–284.

Critchley H.D., Nicotra A., Chiesa P.A., Nagai Y., Gray M.A., Minati L., Bernardi L. (2015) Slow Breathing and Hypoxic Challenge: Cardiorespiratory Consequences and Their Central Neural Substrates. PLoS ONE, 10(5): e0127082.

D'Esposito M., Detre J.A., Alsop D.C., Shin R.K., Atlas S., Grossman M. (1995) The neural basis of the central executive system of working memory. Nature, 378(6554): 279–281.

Drummond P.D. (2012) Effects of a facial nerve lesion on responses in forehead microvessels to conjunctival irritation and paced breathing. Auton Neurosci, 16;169(2): 139–141.

Eddy P., Wertheim E.H., Kingsley M., Wright B.J. (2017) Associations between the effort-reward imbalance model of workplace stress and indices of cardiovascular health: A systematic review and meta-analysis. Neurosci Biobehav Rev, 83: 252–266.

Florian G., Stancák A., Pfurtscheller G. (1998) Cardiac response induced by voluntary self-paced finger movement. Int J Psychophysiol, 28(3): 273–283.

Frank L., Loew T.H. (eingereicht) Entschleunigtes Atmen senkt Zahnarztangst signifikant.

Gerald L.B., Redden D., Wittich A.R., Hains C., Turner-Henson A., Hemstreet M.P., Feinstein R., Erwin S., Bailey W.C. (2006) Outcomes for a Comprehensive School-Based Asthma Management Program. The Journal of school health, 76(6): 291–296.

Goetz K., Loew T.H., Hornung R., Cojocaru L., Lahmann C., Tritt K. (2013) Primary Prevention Programme for Burnout-Endangered Teachers: Follow-Up Effectiveness of a Combined Group and Individual Intervention of AFA Breathing Therapy. Evid Based Complement Alternat Med,. 2013; 013:798260

Grossman E., Grossman A., Schein M.H., Zimlichman R., Gavish B. (2001) Breathing-control lowers blood pressure. J Hum Hypertens, 15(4): 263–269.

Haberger R. (2010) Neuroanatomie und Physiologie der Entspannungsreaktion. Psychodynamische Psychotherapie, 9(2): 109–113.

Heinrich C (2017) Atme. *Mitgliedermagazin der AOK Rheinland-Pflalz/Saarland*, Juni 2017, 23–24.

Huang A. J., Phillips S., Schembri M., Vittinghoff E., Grady D. (2015) Device-guided slow-paced respiration for menopausal hot flushes: a randomized controlled trial. Obstet Gynecol, 125: 1130–1138.

Hur M. H., Lee M. S., Kim C., Ernst E. (2012) Aromatherapy for treatment of hypertension: a systematic review. J Eval Clin Pract, 18(1): 37–41.

Hur M. H., Song J. A., Lee J., Lee M. S. (2014) Aromatherapy for stress reduction in healthy adults: a systematic review and meta-analysis of randomized clinical trials. Maturitas, 79(4): 362–369.

Jafari H., Courtois I., Van den Bergh O., Vlaeyen J. W. S., Van Diest I. (2017) Pain and respiration: a systematic review. Pain, 158(6): 995–1006.

Jones M., Harvey A., Marston L., O'Connell N. E. (2013) Breathing exercises for dysfunctional breathing/hyperventilation syndrome in adults. Cochrane Database of Systematic Reviews, 5. Art. No.: CD009041.

Joseph C. N., Porta C., Casucci G., Casiraghi N., Maffeis M., Rossi M., Bernardi L. (2005) Slow Breathing Improves Arterial Baroreflex Sensitivity and Decreases Blood Pressure in Essential Hypertension. Hypertension, 46: 714–718.

Karlocai K., Jokkel G., Kollai M. (1998) Changes in left ventricular contractility with the phase of respiration. J Auton Nerv Syst, 73(2–3): 86–92.

Klonoff D. C., Blonde L., Cembrowski G., Chacra A. R., Charpentier G., Colagiuri S., Dailey G., Gabbay R. A., Heinemann L., Kerr D., Nicolucci A., Polonsky W., Schnell O., Vigersky R., Yale J. F. (2011) Coalition for Clinical Research-Self-Monitoring of Blood Glucose Scientific Board. Report: The Current Role of Self-Monitoring of Blood Glucose in Non-Insulin-Treated Type 2 Diabetes. Journal of Diabetes Science and Technology, 5(6): 1529–1548.

Laborde S., Allen M. S., Göhring N., Dosseville F. (2017) The effect of slow-paced breathing on stress management in adolescents with intellectual disability. J Intellect Disabil Res, 61(6): 560–567.

Lahmann C., Gebhardt M., Sattel H., Dinkel A., Pieh C., Probst T. A. (2017) Randomized Controlled Trial on Functional Relaxation as an Adjunct to Psychoeducation for Stress. Frontiers in Psychology, 8: 1553–1556.

Lahmann C., Nickel M., Schuster T., Sauer N., Ronel J., Noll-Hussong M., Tritt K., Nowak D., Rohricht F., Loew T. (2009) Functional relaxation and guided imagery as complementary therapy in asthma: a randomized controlled clinical trial. Psychother Psychosom, 78(4): 233–239.

Limberg J. K., Morgan B. J., Schrage W. G., Dempsey J. A. (2013) Respiratory influences on muscle sympathetic nerve activity and vascular conductance in the steady state. Am J Physiol Heart Circ Physiol, 4(12): H1615–H1623.

Loew T.H. (2017) Kriegsschauplatz Gehirn. Schadensbegrenzung bei traumatischen Belastungen. Inklusive: Das Entspannungs-ABC – ein Erste-Hilfe-Kurs für die Seele. Gießen: Psychosozial-Verlag.

Loew T.H., Leinberger B., Hinterberger T. (2017) Entschleunigtes Atmen. Der kleinste gemeinsame Nenner der Entspannungstechniken. PiD, 4: 63–67.

Loew T.H., Siegfried W., Bohmann H., Martus P., Tritt K., Hahn E.G. (2001) Efficiency of »functional relaxation« in comparison to terbutaline and a »placebo relaxation« method in patients with acute asthma. A randomized prospective placebo controlled experimental investigation. Psychother Psychosom, 70: 151–157.

Loew T.H., Weber A., Martus P., Hahn E.G., Siegfried W. (1996) Die Wirkung von Funktioneller Entspannung bei akuter Bronchokonstriktion – Vergleichbar mit dem Effekt eines Sympathomimetikums? Forschende Komplementärmedizin, 3: 110–115.

Mahtani K.R., Nunan D., Heneghan C.J. (2012) Device-guided breathing exercises in the control of human blood pressure: systematic review and meta-analysis. J Hypertens, 30(5): 852–860.

Matura L.A., Fargo J., Fritz J.S., Smith K.A., Vaidya A., Pinder D., Archer-Chicko C., Palevsky H.I., Pack A.I., Sommers M.S., Kawut S.M. (2017) Slow-paced respiration therapy to treat symptoms in pulmonary arterial hypertension. Heart Lung, 46(1): 7–13.

Meule A., Kübler A. (2017) A Pilot Study on the Effects of Slow Paced Breathing on Current Food Craving. Appl Psychophysiol Biofeedback, 42: 59–68.

Modesti P.A., Ferrari A., Bazzini C., Costanzo G., Simonetti I., Taddei S., Biggeri A., Parati G., Gensini, G.F., Sirigatti, S. (2010) Psychological predictors of the antihypertensive effects of music-guided slow breathing. Journal of Hypertension, 28(5): 1097–1103.

Nagarathna R., Nagendra H.R. (1985) Yoga for Bronchial Asthma: A Controlled Study. British Medical Journal (Clinical Research Ed.), 291(6502): 1077–1079.

Newman S., Steed L., Mulligan K. (2004) Self-management interventions for chronic illness. Lancet, 364: 1523–1537.

Nield M.A., Soo Hoo G.W., Roper J.M., Santiago S. (2007) Efficacy of pursed-lips breathing: a breathing pattern retraining strategy for dyspnea reduction. Journal of Cardiopulmonary Rehabilitation and Prevention, 27(4): 237–244.

Ovadia-Blechman Z., Gavish B., Levy-Aharoni D., Shashar D., Aharonson V. (2017) The coupling between peripheral microcirculation and slow breathing. Med Eng Phys, 39: 49–56.

Parati A.G., Stergioub G.S., Asmarc R., Biloa G., De Leeuwd P., Imaie Y., on behalf of the ESH Working Group on Blood Pressure Monitoring (2008)

European Society of Hypertension guidelines for blood pressure monitoring at home: a summary report of the Second International Consensus Conference on home blood pressure monitoring. J of Hypertens, 26: 1505–153.

Passie T., Pleske R. (2011) Wirkungen therapeutischen Atmens. Berlin: Verlag für Wissenschaft und Bildung.

Posadzki P., Cramer H., Kuzdzal A., Lee M. S., Ernst E. (2014) Yoga for hypertension: A systematic review of randomized clinical trials. Complementary Therapies in Medicine, 22(3): 511–522.

Rasmussen T. K., Hansen J., Low P. A., Sandroni P., Singer W., Jensen T. S., Terkelsen A. J. (2017) Autonomic function testing: Compliance and consequences. Auton Neurosci, 17: 30072–30073.

Raupach T., Bahr F., Herrmann P., Luethje L., Heusser K., Hasenfuss G., Bernardi L., Andreas S. (2008) Slow breathing reduces sympathoexcitation in COPD. Eur Respir J, (2): 387–392.

Sakakibara M., Hayano J. (1996) Effect of slowed respiration on cardiac parasympathetic response to threat. Psychosom Med, 58(1): 32–37.

Sargunaraj D., Lehrer P. M., Hochron S. M., Rausch L., Edelberg R., Porges S. W. (1996) Cardiac rhythm effects of .125-Hz paced breathing through a resistive load: implications for paced breathing therapy and the polyvagal theory. Biofeedback Self Regul. 21(2): 131–147.

Schein M. H., Gavish B., Herz M., Rosner-Kahana D., Naveh P., Knishkowy B., Zlotnikov E., Ben-Zvi N., Melmed R. N. (2001) Treating hypertension with a device that slows and regularises breathing: a randomised, double-blind controlled study. J Hum Hypertens, 15(4): 271–278.

Schienle A., Schäfer A., Hermann A., Walter B., Stark R., Vaitl D. (2006) fMRI responses to pictures of mutilation and contamination. Neuroscience Letters, 393(2–3): 174–178.

Schredl S., Loew T. H. (2017) Slow respiring supported by a periodical mechanic tactile stimulus reduces highly normal blood pressure significantly. Psychotherapy & Psychosomatics, 82, 98–99.

Sharma M., Frishman W. H., Gandhi K. (2011). RESPeRATE: Nonpharmacological Treatment of Hypertension. Cardiology in Review, 19(2): 47–51.

Sin P. Y., Galletly D. C., Tzeng Y. C. (2010a) Influence of breathing frequency on the pattern of respiratory sinus arrhythmia and blood pressure: old questions revisited. Am J Physiol Heart Circ Physiol, 298(5): H1588–H1599.

Sin P. Y., Webber M. R., Galletly D. C., Ainslie P. N., Brown S. J., Willie C. K., Sasse A., Larsen P. D., Tzeng Y. C. (2010b) Interactions between heart rate variability and pulmonary gas exchange efficiency in humans. Exp Physiol, 95(7): 788–797.

Sood R., Sood A., Wolf S.L., Linquist B.M., Liu H., Sloan J.A., Satele D.V., Loprinzi C.L., Barton D.L. (2013) Paced breathing compared with usual breathing for hot flashes. Menopause, 2: 179–184.

Spangler L.T., Leinberger B., Loew T.H. (eingereicht) New Horizons in Hemodynamics: Hydrodynamic Sonic Toothbrush Lowers Blood Pressure Significantly – a RCT.

Stark R., Zimmermann M., Kagerer S., Schienle A., Walter B., Weygandt M., Vaitl D. (2007) Hemodynamic brain correlates of disgust and fear ratings. Neuroimage, 37(2): 663–673.

Tsai H.J., Kuo T.B., Lee G.S., Yang C.C. (2015) Efficacy of paced breathing for insomnia: enhances vagal activity and improves sleep quality. Psychophysiology, 52(3): 388–396.

Wang S.Z., Li S., Xu X.Y., Lin G.P., Shao L., Zhao Y., Wang T.H. (2010) Effect of slow abdominal breathing combined with biofeedback on blood pressure and heart rate variability in prehypertension. J Altern Complement Med, 16(10): 1039–1045.

Watanabe M. (1996) Reward expectancy in primate prefrontal neurons. Nature, 382(6592): 629–632.

Westerdahl E., Tenling A. (2014) Preoperative physical therapy reduces risk of postoperative atelectasis and pneumonia in people undergoing elective cardiac surgery. Evid Based Nurs, 17(1): 13–14.

Weygandt M., Vaitl D. (2007) Hemodynamic brain correlates of disgust and fear ratings. Neuroimage, 37(2): 663.

Wilhelm F.H., Gerlach A.L., Roth W.T. (2001) Slow recovery from voluntary hyperventilation in panic disorder. Psychosom Med, 63(4): 638–649.

Wright P., He G., Shapira N.A., Goodman W.K., Liu Y. (2004) Disgust and the insula: fMRI responses to pictures of mutilation and contamination. Neuroreport, 15(15): 2347–2351.

Zautra A.J., Fasman R., Davis M.C., Craig A.D. (2010) The effects of slow breathing on affective responses to pain stimuli: an experimental study. Pain, 149(1): 12–18.

Zhang Z., Wang B., Wu H., Chai X., Wang W., Peng C.K. (2017). Effects of slow and regular breathing exercise on cardiopulmonary coupling and blood pressure. Med Biol Eng Comput, 55(2): 327–341.

Zimmermann J., Richter R., Bassler M. (2015) Wirksamkeit eines nichtrückgekoppelten Atemtrainings im Vergleich zu einer Biofeedbackbehandlung. Berlin: DRV-Schriften, Band 107.

Zunhammer M., Eichhammer P., Busch V. (2013) Do cardiorespiratory variables predict the antinociceptive effects of deep and slow breathing. Pain Med, 14: 843–854.

Dunja Voos

Die eigene Angst verstehen

Ein Ratgeber

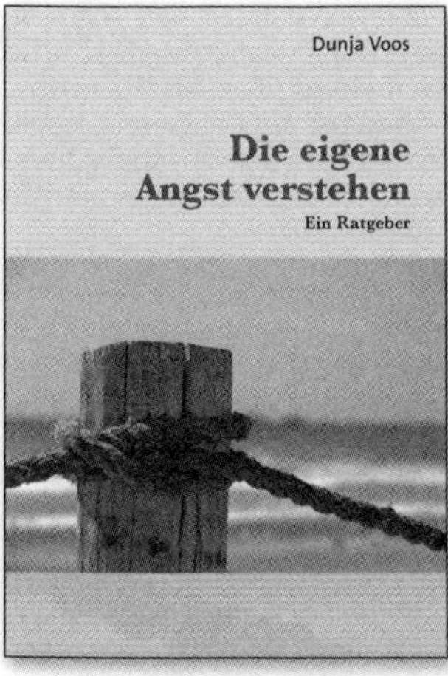

2015 · 171 Seiten · Broschur
ISBN 978-3-8379-2455-8

Die Angststörung ist eine der verbreitetsten psychischen Störungen überhaupt: 16 % der Menschen in Deutschland sind betroffen, 12 % davon leiden unter Phobien. Dieses Buch hilft dabei, die eigene Angst besser zu verstehen.

Angststörungen sind heute weit verbreitet und meist mit großem Leidensdruck verbunden. Viele Ängste sind das Ergebnis tiefgreifender Beziehungsstörungen: Oft nehmen sie ihren Ursprung bereits in der frühen Mutter-Kind-Beziehung. Eine Psychoanalyse oder psychodynamische Therapie ermöglicht es vielen Patientinnen und Patienten, durch positive Therapieerfahrungen angstfreier zu werden.

Die Autorin beschreibt Angststörungen und deren Symptome aus psychoanalytischer Sicht. Sie gibt einen umfassenden Überblick über die verschiedenen Ausprägungen der Angst – wie Panikattacken, Sozialphobie, Hypochondrie und Schulangst – und vermittelt so einen Eindruck davon, welche Mechanismen zu scheinbar unerklärlichen Störungen führen können. Betroffene finden wertvolle Tipps zu spezifischen Krankheitsbildern und Antworten auf Fragen wie: Ab wann wird Angst krankhaft? Wo finde ich Hilfe? Welche Therapieformen bieten sich an?